SKIN and the CITY

도시에 살고 있다면 당신의 피부 관리는 달라져야 한다.

캐리 · 미란다 · 사만다 · 샬롯의 피부 관리법

에디터
editor

prologue

도시의 환경, 라이프스타일, 그리고 피부의 상관관계

도시의 피부 환경이 최악을 치닫고 있다. 강한 자외선, 공해와 각종 오염 물질, 점점 심해지는 황사, 고층 빌딩 사이를 윙윙거리는 칼바람 등 외부 환경은 물론이거니와 건조한 실내 공기, 지나친 냉 · 난방, 컴퓨터와 휴대폰의 전자파 같은 실내 환경도 피부를 위협하고 있다.

라이프스타일도 큰 영향을 미친다. 스트레스, 야근이나 밤 문화로 인한 수면 부족, 술과 담배, 커피 한 잔과 달콤한 디저트의 유혹, 운동 부족 또는 무리한 운동, 멋진 스타일을 유지하기 위해 분별없이 사용하는 헤어드라이어와 스타일링 제품, 거래처 가기 전 뿌려대는 향수나 탈취제 등 헤아릴 수 없이 많다. 그러나 피부에 대한 우리의 지식은 '도시'가 갖는 특수성을 얼마나 잘 반영하고 있을까?

화장품 브랜드들은 이미 도시에 대한 지극한 관심을 표명하고 있다. 너도나도 '도심의 공해와 각종 오염물질로부터' '수면 부족과 스트레스에 시달리는 당신의 피부를' '유해산소로부터 피부를 보호하는'과 같은 광고 문구를 사용한다. 그러나 안타깝게도 이러한 요인들이 피부에 어떤 영향을 미치는지 정확히 알고 있는 사람은 많지 않은 것 같다.

새삼스럽게 미국의 인기 드라마 〈섹스 앤 더 시티〉를 인용하게 된 까닭은 네 명의 주인공–캐리, 미란다, 사만다, 샬롯–이 도시에서의 서로 다른 라이프스타일을 대표하고 있다고 보았기 때문이다. 프리랜서 작가인 **캐리**는 가끔 외출할 때를 제외하면 집에서 많은 시간을 보낸다. 밤늦게까지 글을 쓰고, 줄담배와 커피를 즐기며, 세수나 샤워를 건너뛰는 날도 많을 것이다. 규칙적인 식사와도 거리가 멀다. 옷과 구두에는 관심이 많지만 피부 관리에는 소홀한 것이다. 가사 일에 바쁜 주부, 방학을 맞아 집에서 시간을 보내는 학생들의 생활패턴도 이와 크게 다르지 않을 것이다.

변호사인 **미란다**의 일상은 대부분의 직장여성과 비슷한 패턴을 보인다. 그녀는 사무실 안에서 많은 시간을 보낸다. 건조한 실내공기와 컴퓨터 열기, 전자파에 하루 종일 노출되어 있는 것이다. 점심을 샌드위치로 때울 때도 있으며, 야근과 회식도 잦다. 아침저녁으로 세안과 샤워를 하지만 더러는 화장을 제대로 지우지 못하고 잠드는 날도 있을 것이다. 미란다는 기름진 배달 음식과 초콜릿, 도넛을 좋아한다.

홍보대행사 사장인 **사만다**는 외근이 잦다. 자외선, 자동차의 매연, 먼지와 각종 공해물질, 바람에 직접적으로 노출될 것이다. 몸매가 드러나는 옷을 즐겨 입지만 몸에도 자외선 차단제를 꼼꼼히 바르는 것 같지는 않다. 40대 초반의 나이에도 그 정도로 탄탄한 몸매를 유지하는 걸 보면 상당히 격렬한 근육 운동을 하고 있음에 틀림없다. 적당한 운동은 혈액순환을 촉진시켜 피부를 건강하고 탄력 있게 하지만, 과도한 운동은 피부노화의 주범인 활성산소를 만들어낸다는 사실을 알고 있는지 의문이다. 실외 활동을 많이 하는 직업을 가진 사람이라면 주목해야 할 사항들이다.

미술관 큐레이터 일을 하다가 전업주부의 길로 들어선 **샬롯**은 모든 면에서 완벽주의자다. 촉촉한 피부 상태와 자연스러운 메이크업, 완벽한 헤어스타일을 항상 유지한다. 가끔 욕실 문을 잠근 채 한 시간 동안 자신의 모공을 거울에 비춰 볼 정도로 피부에 관심이 많다. 아마 정기적으로 피부 관리실을 방문할 것이며, 밤마다 고가의 기능성 크림을 정성껏 바를 것이다. 그러나 완벽주의자에게도 약점은 있다. 실제로 피부과를 찾는 환자 중 상당수는 '피부에 너무 많은 정성과 관심' 을 쏟는 사람들이다.

contents

prologue 도시의 환경, 라이프스타일, 그리고 피부의 상관관계

SEASON 1
집에서 일하는 여자, 캐리

case by case 누가 내 피부에 똥 쌌어? 피부 배설물 _______ 08
episode 1 여드름 균과의 평화로운 공생 _______ 09
episode 2 자외선A를 초대합니다 _______ 12
episode 3 골동품 화장품의 비밀 _______ 15
episode 4 아무 때나 잘 수 있는 자유의 대가 _______ 18
episode 5 담배와 커피, 죽어도 끊을 수 없다면 _______ 21

SEASON 2
사무실에서 일하는 워킹 우먼, 미란다

case by case 여성용 면도기의 만행 _______ 26
episode 1 고층 빌딩과 피부의 관계 _______ 27
episode 2 사막의 오아시스 _______ 30
episode 3 휴대폰이 얼굴을 감쌀 때 _______ 32
episode 4 브라보! 야근 인생 _______ 35
episode 5 중국음식과 초콜릿의 유혹 _______ 38
episode 6 피부는 음주 측정기 _______ 41
episode 7 머리털과 다리털 _______ 43

SEASON 3
외근과 실외 활동이 잦은 사만다

case by case 자외선을 먹으며 자라는 검은 반점들 ______ 48

episode 1 황사 여드름 ______ 49

episode 2 섹시한 옷의 비밀 ______ 52

episode 3 격렬한 운동, 격렬해진 피부 ______ 55

episode 4 하필 이럴 때! ______ 59

episode 5 해외 출장이 두려운 이유 ______ 61

episode 6 에티켓, 과도한 에티켓 ______ 64

SEASON 4
완벽주의자 샬롯도 안심할 수 없다

case by case 화장품은 피부 위에 형성된 지층 ______ 68

episode 1 결벽증과 각질층 ______ 69

episode 2 과잉의 시대 ______ 74

episode 3 자연, 천연, 식물성, 유기농의 함정 ______ 78

episode 4 피부 관리실 경계경보 ______ 81

epilogue 도시인의 피부 관리 10계명 ______ 84

self test 내 피부 나이는 몇 살? ______ 85

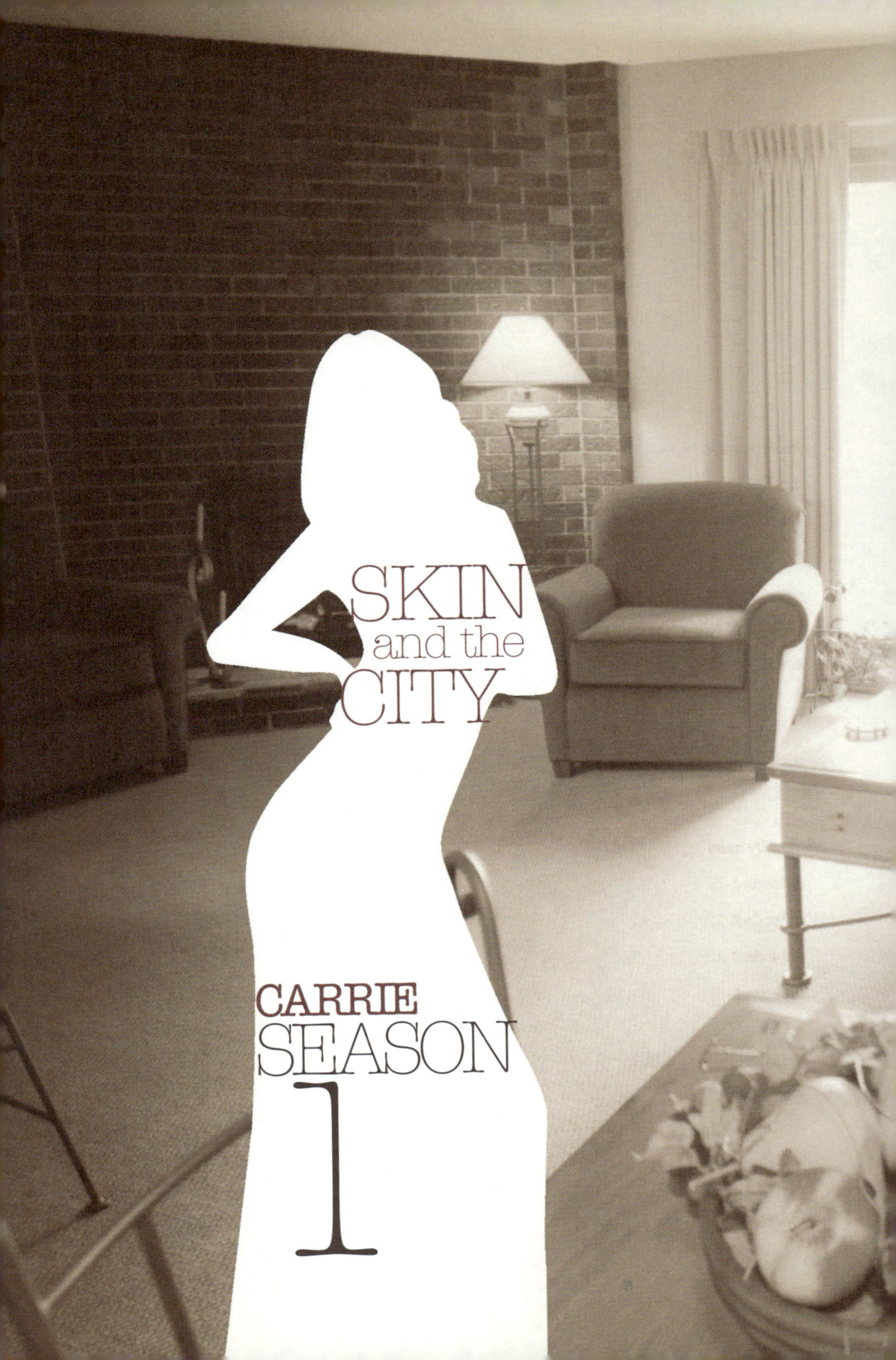
SKIN
and the
CITY
CARRIE
SEASON
1

집에서 일하는 여자, 캐리

"집에 있으면 피부가 좋아진다?" 반은 맞고 반은 틀린 말이다. 드라마 〈섹스 앤 더 시티〉의 주인공 캐리는 신문에 칼럼을 기고하는 프리랜서 작가. 가끔 외출할 때를 제외하면 집에서 많은 시간을 보낸다. 밤늦게까지 글을 쓰고, 줄담배와 커피를 즐기며, 아마 세수나 샤워를 건너뛰는 날도 심심찮게 있을 것이다. 규칙적인 식사와도 거리가 멀다. 프리랜서뿐만 아니라 가사 일에 바쁜 주부, 방학을 맞은 학생들의 생활 패턴도 캐리의 일상을 닮아 있다. 그녀들의 또 다른 공통점은? '집은 피부의 안전지대' 라는 착각에 빠져 있다는 것.

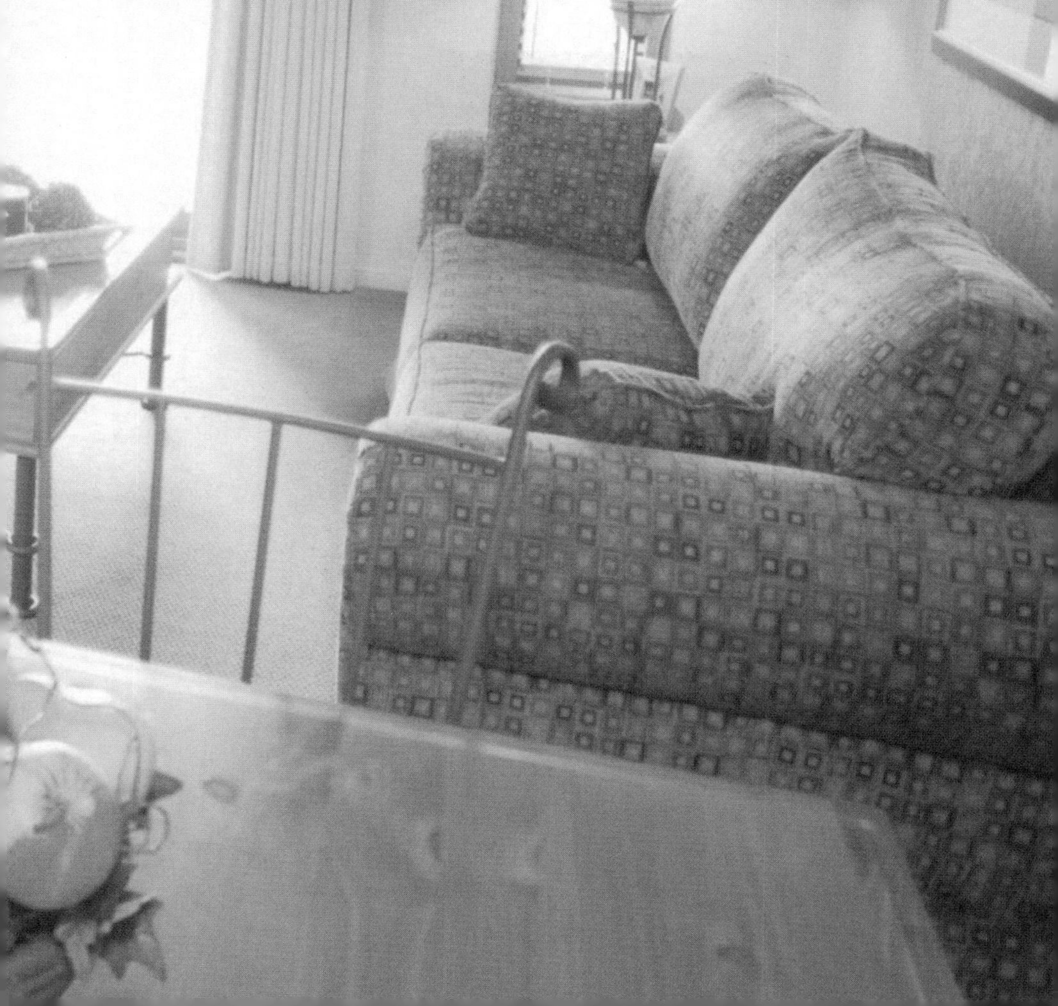

누가 내 피부에 똥 쌌어?

평범한 하루를 보낸 뒤의 저녁. 당신의 피부는 피부 세포와 각질, 먼지 따위와 엉겨 붙은 피지, 때로는 혈구, 고름, 딱지 같은 것들로 덮여 있을 것이다. 수백만 마리의 세균이 얼굴에 붙어 있으며, 모공 속에서는 진드기의 일종인 모낭충이 퐁퐁 솟아나는 피지를 맛있게 먹고 있는 중이다.

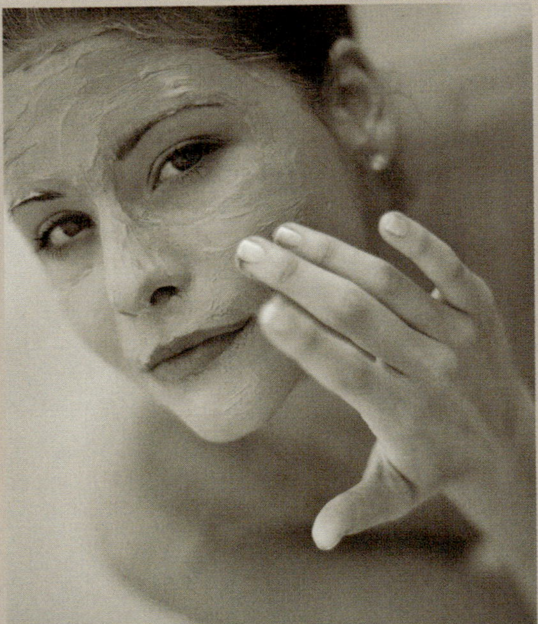

episode · 1
여드름 균과의 평화로운 공생

당신은 언제 세안을 하는가? 외출 전과 후, 하루 2회가 일반적일 것이다. 외출을 하지 않는다면? 하루 종일 세면대 근처에도 가지 않을지 모른다. 〈섹스 앤 더 시티〉의 캐리는 일종의 '재택근무' 프리랜서다. 집에서 칼럼을 쓰고 신문사의 마감 일정에 맞추어 인터넷으로 기사를 송고한다. 쇼핑, 데이트, 신문사나 잡지사 편집장과의 미팅, 친구들과의 일요일 브런치 모임은 매일 있는 일이 아니다. 실은 집 밖에 나가지 않는 날이 더 많은 것이다.

집에만 있는 날, 아침저녁으로 세안을 챙겨 하는 사람은 흔치 않다. 그러나 세안을 게을리 하면 피부에 문제가 생긴다. 먼저 모공 주위의 각질이 두터워지면서 이것이 모공을 막아 피지가 배출되지 못한다. 그리고 피지와 각질에 의해 막힌 모낭은 세균이 자랄 수 있는 좋은 환경을 만든다.

여드름 균(Propionibacterium acne)은 정상적으로 피부에 존재하면서 평소에는 전혀 문제를 일으키지 않지만, 모낭이 막혀 피지가 모낭 안에 쌓이게 되면 피지를 먹으면서 빠르게 증식한다. 여드름 균과 이 균이 분비하는 염증유발물질에 의해 모낭이 곪으면 여드름이나 뾰루지가 생기는 것이다.

세안은 단순히 메이크업을 지우는 일이 아니다. '씻는다'는 것은 땀, 피지 분비물과 그것의 노폐물, 메이크업 잔여물, 먼지, 기타 공기 중에 존재하다가 피부에 남는 물질들과 같은 '더러운' 성분들을 제거하여 피부를 건강하게 유지시켜 주는 것이다. 이 '더러운' 성분들은 피부의 피지 막에 붙어 있어 물만으로는 깨끗하게 제거되지 않는다. 클렌징 제품을 써야 하는 이유다.

얼굴은 물론 두피와 머리카락도 외부에 노출되어 있는 신체 부위이므로 좀 더 꼼꼼한 클렌징이 필요하다. 여드름 피부라면 말할 것도 없다. 여드름 피부 관리의 가장 중요한 원칙은 '철저한 세안'이다. 여드름 전용 클렌징 제품이나 각질을 컨트롤할 수 있는 지성피부 전용 세안제를 사용하는 것이 도움이 된다. 일주일에 1~2회 스크럽제를 사용하여 각질 관리를 해 주면 모공 입구가 청소되어 여드름 균이 자라는 것을 막을 수 있다.

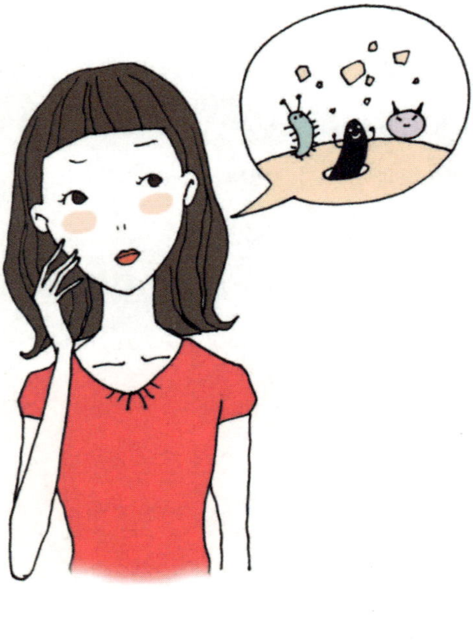

plus + info

내 피부에 진드기가 산다?

여드름 균 말고도 사람의 피부 위에는 '데모덱스(모낭충)' 라는 일종의 진드기가 기생하고 있다. 모근과 피지선이 있는 부위라면 몸의 어느 부분에서든 발견될 수 있는데, 특히 피지 분비가 왕성한 T존(이마, 코 등)과 속눈썹, 머리 등 털이 있는 부위에서 번식하기 쉽다. 피지선의 지방과 모근의 영양분을 먹고 살기 때문이다.

성인의 97.7%가 보유하고 있는 데모덱스는 피지 분비가 많아지거나 잘 씻지 않으면 그 수가 증가하게 된다. 1㎝당 15마리 이상이 되면 피부 결이 거칠어지고 모낭염이 생기며, 40마리 이상이 되면 중증의 피부병이 될 가능성이 높아진다. 또한 그 숫자에 관계없이 데모덱스의 죽은 잔해나 배설물에 의해 피부가 오염되면 세균에 대한 저항력이 약해지고 염증을 일으키게 된다.

증상은 여드름과 비슷하다

별다른 이유 없이 갑자기 피부 트러블이나 여드름 같은 것이 생기고 얼굴이 가려우며 여드름 치료를 해도 좋아지지 않으면 데모덱스에 의한 피부염일 수 있으므로 전문의의 진단을 받아 보는 것이 좋다.

데모덱스의 증식을 막으려면

평소 세안에 충실해야 한다. 비누세안은 피지를 줄이고 피부의 오염물질을 깨끗하게 제거해 주므로 데모덱스의 증식을 막는 효과적인 예방법. 특히 항균 성분이 함유된 비누를 사용하면 더욱 좋다. 유분이 많은 크림류의 화장품은 데모덱스의 번식을 자극할 수 있으니 자제하는 게 바람직하다.

episode·2
자외선 A를 초대합니다

늦잠을 깨우는 부드러운 아침 햇살, 거실 창을 통과하는 따뜻한 한낮의 햇볕은 피부노화의 주범인 자외선을 잔뜩 머금고 있다. 캐리의 책상은 창문 바로 앞에 있다. 커튼을 활짝 젖히고 태양과 정면으로 마주한 채 열심히 노트북의 자판을 두드리는 그녀는 과연 자외선 차단제를 발랐을까? 실내에도 자외선이 존재한다는 것은 이제 상식이 되었지만, 집에 있으면서 자외선 차단제를 챙겨 바르는 사람은 과연 몇이나 될까?

태양광선 내에 존재하는 자외선은 파장에 따라 자외선 C(200~290nm), 자외선 B(290~320nm), 자외선 A(320~400nm)로 구분한다.

자외선 C는 오존층에 흡수되어 지표면까지 도달하지 못하는 자외선. 그러나 최근에는 프레온 가스 등에 의해 오존층이 많이 파괴되어 지표에 도달하는 자외선 C로 인해 백내장이나 피부암의 발생 빈도가 증가하고 있다.

자외선 B는 피부에서 비타민 D를 합성하도록 도와 뼈를 튼튼하게 하고 전신 건강을 유지하는 데 도움을 주는 이로운 면도 있지만, 피부에 일광화상을 일으키고 색소 침착을 유발하며 피부노화와 피부암 발생의 원인이 되기도 한다.

자외선 A는 햇빛에 노출된 후 바로 태닝을 일으키고 피부노화의 원인이 된다. 피부가 바로 검어지는 것(즉시 색소 침착)은 자외선 A, 피부가 벌겋게 달아올랐다가(홍반) 점점 검어지는 것(색소 생성)은 자외선 B 때문이라고 이해

하면 쉽다.

실내에 있을 때 피부가 일광화상을 입는 경우는 없다. 하지만 집에 있는 동안에도 기미와 잡티는 하나 둘씩 늘어나고, 피부색은 점점 더 칙칙해지며, 노화가 끊임없이 진전되고 있다. 자외선 A가 유리창을 통과하기 때문이다. 실내에서도 자외선 차단제를 발라야 하는 이유다.

날씨가 흐리거나 비가 오는 날도 마찬가지. 자외선 B의 양은 현저히 줄어들지만 자외선 A의 양은 거의 그대로다. 더욱 난감한 사실은, 햇빛 속에는 자외선 A가 자외선 B보다 100배 이상 많이 포함되어 있다는 것이다. 자외선 A에 대한 보호가 절실하다. 세계적으로 널리 쓰이는 '피츠패트릭 피부 유형 분류'(아래 표 참조)를 보면 한국인들은 서양인에 비해 자외선 A의 영향을 받아 피부가 검게 변하는 유형이 많은 편이다.

그런데도 대부분의 사람들이 'SPF(차단 지수)' 만 보고 자외선 차단제를 선택하는 실수를 저지른다. SPF는 자외선 B를 차단하는 시간을 나타내는 지수. SPF 1은 대략 15분 동안 자외선 B를 차단할 수 있다는 뜻이다.

피부유형 분류와 한국인의 비율

피부 유형	자외선에 의한 피부 변화	한국인의 비율(%)
I	바로 붉어지거나 검어지지 않음	2.4
II	바로 붉어지고, 약간 검어짐	8.8
III	붉어진 뒤 검게 됨	48.8
IV	약간 붉어지거나 바로 검어짐	22.2
V	좀처럼 붉어지지 않고, 반드시 검어짐	17.8
VI	결코 붉어지지 않고, 매우 검어짐	–

*봄, 여름에 아무것도 바르지 않고 30~45분 정도 일광욕을 한 뒤의 피부 상태에 따른 분류

만약 당신이 SPF 20의 자외선 차단제를 사용한다면, 이론적으로는 이 제품을 바르고 5시간(15분×20=300분) 후부터 피부가 타기 시작한다고 보면 된다.

자외선 A를 차단하는 정도는 'PA(차단 등급)'로 표기된다. 차단 등급에는 '+'가 붙는데, +는 자외선 차단제를 사용하지 않은 경우보다 2~4배 정도 보호가 된다는 뜻이다. +가 많이 붙을수록 차단 효과가 크다.

차단 지수를 기준으로 보면 외출할 때는 15~20, 레저 활동을 할 때는 30~40 정도가 필요하다. 햇빛에 민감한 피부라면 이보다 지수가 높은 제품을 쓰는 게 좋다. 차단 지수보다 중요한 것은 3~4시간마다 덧발라 주는 습관. 하지만 메이크업 위에 차단제를 계속 덧바르기란 현실적으로 쉬운 일이 아니다. 따라서 일상생활용 차단제라도 SPF 30 정도는 쓰는 것이 안전하다. 또한 하루 중 대부분의 시간을 실내에서 보내는 사람이라면 차단 지수보다 차단 등급에 더욱 신경 써서 자외선 차단제를 선택해야 유리창을 통과하는 자외선 A로부터 피부를 보호할 수 있다.

자외선 A, B ,C가 피부에 미치는 영향

	자외선 A	자외선 B	자외선 C
홍반 발생 강도	약	강	강
홍반 발현 시기	4~6시간	2~6시간	0.5~1.5시간
즉시 색소 침착	강	약	없음
색소 생성	중간	강	약
일광 화상	약	강	강

episode·3 골동품 화장품의 비밀

생활비를 탈탈 털어 한 켤레에 500달러가 넘는 마놀로 블라닉과 지미 추 구두를 사는 캐리. 쇼핑에는 목숨까지 걸 용의가 있지만 피부 관리에는 별 관심이 없는 그녀다. 데이트나 패션쇼에 가기 위해 메이크업을 하거나 가끔 친구들과 네일숍에 가 수다를 떠는 게 고작.

필시 캐리의 화장대 위에는 몇 해 묵은 화장품들이 먼지와 함께 뒹굴고 있을 것이다. 아껴두었던 값비싼 기능성 화장품, 쓰기 귀찮아서 팽개쳐 둔 헤어나 보디 제품, 여행갈 때 가져가려고 챙겨 둔 샘플들, 깨지거나 굳어진 색조제품까지 말이다. 그러나 화장하는 횟수가 적을수록 화장대에 더 관심을 가져야 한다.

화장품의 유통 기한은 얼마나 될까? 대한화장품협회의 화장품 유통 기한 연구에 따르면 개봉하지 않은 화장품의 경우 유통 기한은 대부분 30개월이다. 그것도 적절한 온도와 습도에서 보관했을 경우다. 포장 한 번 뜯지 않은 새 화장품이라 해도 3년을 채 못 넘긴다는 얘기다. 일단 개봉한 이후라면 기초 화장품은 12개월, 메이크업 제품은 18개월 내에 다 써야 한다. 마스카라나 아이라이너 제품은 6개월 이내에 사용하는 것이 바람직하다.

기능성 화장품의 경우는 대개 1년이 지나면 주요 기능성 성분들이 모두 산화해 거의 제 기능을 발휘하지 못한다. 비싸다고 모셔두면 손해인 것. 시트마스크도 보관 기간이 짧다. 개봉 전이라면 1년 간은 안전하지만, 일단 개봉한 후에는 바로 사용하는 게 좋다.

토너나 로션처럼 매일 쓰는 기초화장품은 세균 번식에 각별이 주의해야 한다. 아침저녁으로 뚜껑을 열기 때문이다. 가급적 내용물이 나오는 용기 입구에 직접 손을 대지 않도록 한다. 액체 상태의 토너보다는 로션, 에센스, 크림 등이 유통 기한이 더 짧다는 사실도 기억할 것. 여러 가지 성분들이 많이 혼합되어 있기 때문이다.

여행갈 때 쓰려고 모아 둔 샘플 화장품이 있다면 지금 당장 체크해 보자. 샘플은 대개 1회 정도 사용할 수 있도록 포장되어 있어 가급적 받은 즉시 사용하는 게 안전하다.

일단 개봉한 화장품, 오래 사용하려면?

1 화장대를 직사광선이 닿지 않는 곳으로 옮긴다.
2 화장품 용기 입구에 손을 대지 말 것.
3 사용 후에는 뚜껑을 꼭 닫는다.
4 뚜껑이 헐거워졌다면 입구를 비닐 랩으로 싸서 공기를 차단한다.
5 당분간 사용하지 않을 제품은 화장솜으로 용기 입구를 깨끗이 닦아둔다.
6 서늘하고 그늘진 곳, 예를 들면 화장대 서랍 안쪽에 보관하는 게 좋다.

tip

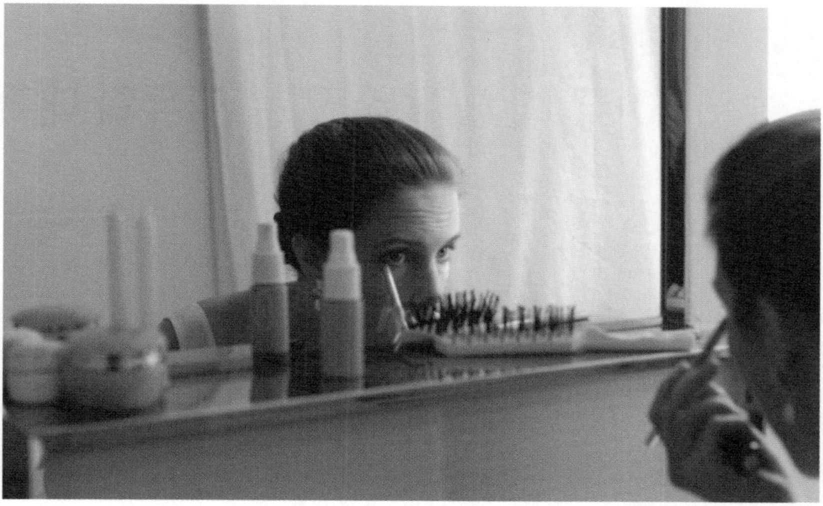

만약 갖고 있는 화장품에서 고약한 냄새가 나거나, 제품의 색깔이 변했거나, 쫀쫀한 크림 제형이던 것이 줄줄 흘러내리거나, 내용물이 물과 기름으로 분리되었다면 과감히 버려야 한다. 특히 자외선 차단제의 경우 작년 여름에 쓰던 것을 다시 꺼내 사용하는 경우가 많은데, 사용 전 반드시 냄새와 농도의 이상 유무를 확인해야 한다.

보디 제품의 경우, 신체의 가장 민감한 부분인 귀 뒤쪽과 겨드랑이에 발라 보아 이상 증세가 없으면 사용해도 무방하다. 발랐을 때 피부가 붉게 변하거나 트러블이 생긴다면 내용물이 부패했을 가능성이 높다.

episode · 4
아무 때나 잘 수 있는 **자유의 대가**

온스타일 채널에서 재방영 중인 〈섹스 앤 더 시티〉의 방송 시간은 새벽 1시 이후다. 이 드라마에 열광하는 시청자가 대개 20~30대의 여성임을 상기한다면, 이는 20~30대 젊은 현대여성의 평균 취침시간이 새벽 1시 이후라는 불행한 현실의 반증인 셈이다.

매일 이른 아침에 출근하는 여성이라면 필시 만성적인 수면 부족에 시달릴 것이다. 재택근무자나 프리랜서라면 업무 집중도가 높은 밤 시간에 일하고 해가 중천에 떠서야 잠에서 깨는 일이 빈번할 것이다. 클럽과 밤 문화를 좋아하는 대학생, 하루 종일 육아와 가사에 시달리다 자정 너머 퇴근하는 남편을 기다리는 주부도 일찍 잠자리에 들기가 쉽지 않다. 직장여성이라면 주말을 이용해 모자란 잠을 보충할 것이다. 그러나 프리랜서나 주부는 특별한 스케줄이 없다면 아무 때든 '낮잠' 을 잘 수가 있다. 이것이 도미노처럼 줄줄이 신체리듬을 무너뜨리는 주범이다.

충분한 수면은 건강한 피부의 필수 요건이다. 하지만 늦잠과 낮잠은 피부의 적이다. 늘어지게 낮잠을 자느라 점심식사를 거르고, 그 때문에 저녁을 일찍 먹었더니 밤에 배가 고프고, 기름진 야식으로 배를 채우니 잠이 안 오고, 당연히 다음 날도 늦잠을 자게 된다. 헤어날 수 없는 악순환이다.

현대인의 피부 트러블은 피부 자체의 문제만이 아니라 불규칙한 생활패턴, 식습관, 수면 부족, 스트레스 등 상당히 복합적인 요인에 의해 발생한다.

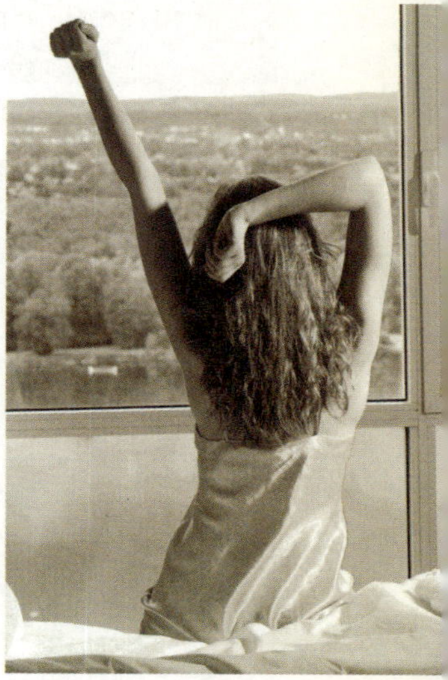

'미인은 잠꾸러기' 라는 말이 있듯이 수면과 피부 건강은 떼려야 뗄 수 없을 만큼 밀접한 관계에 있다. 수면은 피부에 영양과 산소를 공급해 주고 피부조직을 회복시켜 줄 뿐 아니라 심신의 피로 회복에 절대적으로 필요하다.

피부의 맨 바깥층인 표피는 각질층과 기저층으로 되어 있는데, 각질층은 28일간 주기로 새로운 각질로 바뀐다. 이때 기저층이 자극을 받아서 새로운 세포를 증식하게 되는데, 바로 이러한 자극이 수면과 관계가 있다. 충분한 수면은 신진대사 기능을 회복하여 피부를 정상화하는 데 많은 도움이 된다. 그 자극에 의해 세포가 분열, 증식하여 피부의 신진대사를 원활하게 한다. 그러나 불규칙한 생활이 지속되면 각질층은 미숙한 것이 되고, 비정상적으로 쌓이면 피지와 어울려 모공을 막고 트러블을 유발하게 된다. 수면은 양만큼이나 질도 중요하다. 밤 12시 이전 정해진 시간대에 취침하는 습관을 들여 호르몬 생성을 정상화하고, 최소한 하루 평균 7시간의 수면 시간을 확보해야 한다. 이렇게 자도 아침에 개운하지 않고 낮 시간에 정신이 맑지 못하다면 수면 환경에 문제가 있는 것. 침구를 청결하게 유지하고, 빛과 소음 등 수면을 방해받는 요인을 제거하며, 머릿속을 비운 상태에서 잠자리에 들어야 한다. 잠을 제대로 자는 것만으로도 건강한 피부를 유지하는 데 큰 도움이 된다.

plus + info

30대 여드름은 생활습관 탓?

여드름은 사춘기의 심벌이었지만, 요즘에는 30세를 넘긴 나이에도 여드름에 시달리는 사람이 많다. 이른 바 '성인 여드름'이다. 10대의 여드름이 피지선이 발달한 이마, 볼, 코 등에 생긴다면 성인 여드름은 피지선과 관계없는 턱 옆면, 볼, 입가 등에 잘 생긴다. 불규칙한 생활 습관과 스트레스로 인한 호르몬의 불균형, 환경공해, 음주, 흡연, 화장 등이 주요한 원인이다.

30세면 피부노화로 인해 피부의 재생능력이 떨어지는 나이. 성인 여드름은 염증도 심하고, 짜고 난 후에도 회복시간이 오래 걸리며, 흉터가 남기 쉽고, 모공이 늘어날 위험성도 높다. 생활습관을 개선하고 스트레스를 받지 않도록 노력하는 것이 가장 중요하다.

성인 여드름 관리 수칙

1 밤 12시 전에는 반드시 취침할 것.

2 스트레스를 받지 않도록 마음가짐을 편하게 가질 것.

3 유분이 많은 화장품, 짙은 메이크업은 절대 금물.

4 아침저녁으로 하루 2회, 자극이 적은 비누나 폼 클렌저로 깨끗이 세안할 것.

5 생리 2주일 전부터 생리 후 3~4일까지는 성호르몬인 '프로게스테론'의 왕성한 활동으로 피부에 트러블이 생기기 쉬우므로 이 기간 동안 세안에 더욱 신경을 쓰고 스트레스를 받지 않도록 할 것.

episode · 5
담배와 커피, 죽어도 끊을 수 없다면

캐리가 주름살이 많은 건 담배 탓이 아닐까? 흡연자의 피부 조직을 살펴보면 오랫동안 햇빛에 노출되어 광노화가 진행된 피부와 유사한 증상을 보인다. 30년 간 하루 한 갑씩 흡연을 한 사람은 비흡연자에 비해 2.8배, 50년 간 흡연한 사람은 5.5배나 주름살이 많다는 조사결과가 있다.

실제로 담배는 햇볕에 의한 광노화를 촉진시켜 피부를 쭈글쭈글하게 만드

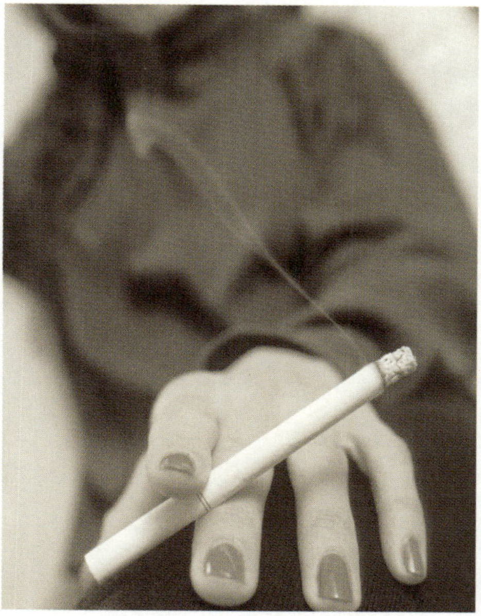

는데, 여성일 경우 남성의 약 3배 정도로 심하다. 10년, 20년 담배를 피우고도 피부가 팽팽한 남자들을 보며 안심할 일이 아니라는 것이다. 또한 우리의 피부는 혈액을 통해 산소와 영양분을 공급받는데, 담배를 피우면 말초혈관이 좁아져 피부가 거칠어지고 안색이 어두워진다. 피부 각질층의 수분과 비타민 A의 농도가 감소되어

tip

흡연으로 망가진 피부 되돌리기

1 수분 섭취 흡연자는 비흡연자에 비해 피부가 훨씬 건조하다. 매일 8~12잔의 생수를 마실 것.

2 비타민 C 보충 담배 한 개비를 피울 때마다 0.5mg의 비타민 C가 파괴된다. 비타민 C가 부족하면 피부는 거칠어지고 탄력을 잃게 된다. 아침식사 때 비타민 C가 풍부한 과일을 섭취하거나 비타민제를 복용할 것.

3 철저한 세안 담배 연기 속 미세 입자가 모공을 막아 트러블을 일으킬 수 있으므로 평소 클렌징과 세안을 철저히 할 것. 주 2회 정도는 스팀타월 후 마스크 팩을 사용하여 모공 입구의 노폐물까지 깨끗이 제거한다.

4 보습과 탄력 건조함을 느낄 때마다 수시로 보습로션 등을 발라줄 것. 탄력 강화나 주름 개선 기능이 있는 화장품을 꾸준히 사용하는 것도 도움이 된다.

5 마사지 담배가 혈액순환을 둔화시키므로 마사지 등으로 피부에 적절한 자극을 줄 것. 주 2회 정도는 로션과 에센스를 섞어 얼굴에 넉넉히 바른 후 피부 결을 따라 2~3분간 마사지를 해준다.

탄력이 줄어들고 피부 표면이 건조해진다. 비흡연자에 비해 건성피부가 될 가능성이 2~3배나 높다.

최근 들어 이슈가 되고 있는 유해산소(프리래디컬) 얘기도 빼놓을 수 없다. 담배 연기는 그 자체로 유해산소를 함유하고 있으며, 흡연 대사산물이 체내에서 다량의 유해산소를 만들어낸다. 또한 담배 연기에는 다양한 미세 입자들이 섞여 있는데, 이 입자들이 피부에 흡착되어 모공을 막으면 여드름, 뾰루지 등 피부 트러블을 일으키기도 한다.

담배를 도저히 끊을 수 없다면 평소 물을 많이 마시는 것이 가장 손쉬운 대책. 커피는 이뇨 작용을 촉진해 오히려 수분을 빼앗아가므로 생수를 자주 마시는 것이 좋다. 사실 커피 자체가 피부에 미치는 영향은 거의 없지만, 커피는 체내 흡수 과정에서 혈당치를 높이고 코티솔, 인슐린 등 노화와 관련된 호르몬의 분비를 촉진시킨다. 스트레스와 피로가 심한 여성일수록 커피를 많이 마시는 경향이 있는데, 커피는 순간적인 활력을 줄 뿐 장기적으로는 스트레스를 증가시키고 수면을 방해한다.

그렇다면 녹차는? 녹차 역시 카페인이 들어 있고 이뇨작용도 촉진하지만, 다른 여러 유효성분들이 이러한 부작용을 상쇄시킨다. 특히 녹차의 카테킨 성분은 노화의 원인이 되는 유해산소를 적극적으로 막아준다. 피부 미용을 위한 최상의 음료인 셈. 몸이 노곤하고 피로할 땐 커피 대신 하루 3잔의 녹차를 마시자.

plus + info

유해산소란?

활성산소, 프리래디컬이라고도 불린다. 우리가 호흡으로 들이마신 산소의 1%는 신진대사 과정에서 독성을 가진 찌꺼기로 바뀌는데 이것이 유해산소다. 유해산소는 주변의 다른 세포나 조직과 무차별적으로 결합해 그것을 파괴시킨다. 이것을 '산화'라고 한다. 유해산소는 강력한 산화작용을 통해 인체 내 모든 세포를 공격함으로써 아토피 피부염에서부터 뇌졸중, 심장병, 당뇨, 치매, 갑상선 질환, 면역 질환 등 거의 모든 질병에 관여한다.

유해산소를 만들어내는 요인 자외선, 각종 공해물질, 담배, 과식, 지나친 운동, 스트레스 등
유해산소의 공격을 막는 항산화 성분 비타민 A, C, E, 셀레늄, 파이토케미칼(폴리페놀) 등
항산화 능력이 뛰어난 식품 녹차, 건포도, 딸기, 토마토, 올리브 잎, 케일, 브로콜리, 콩, 견과류, 마늘, 고등어 등

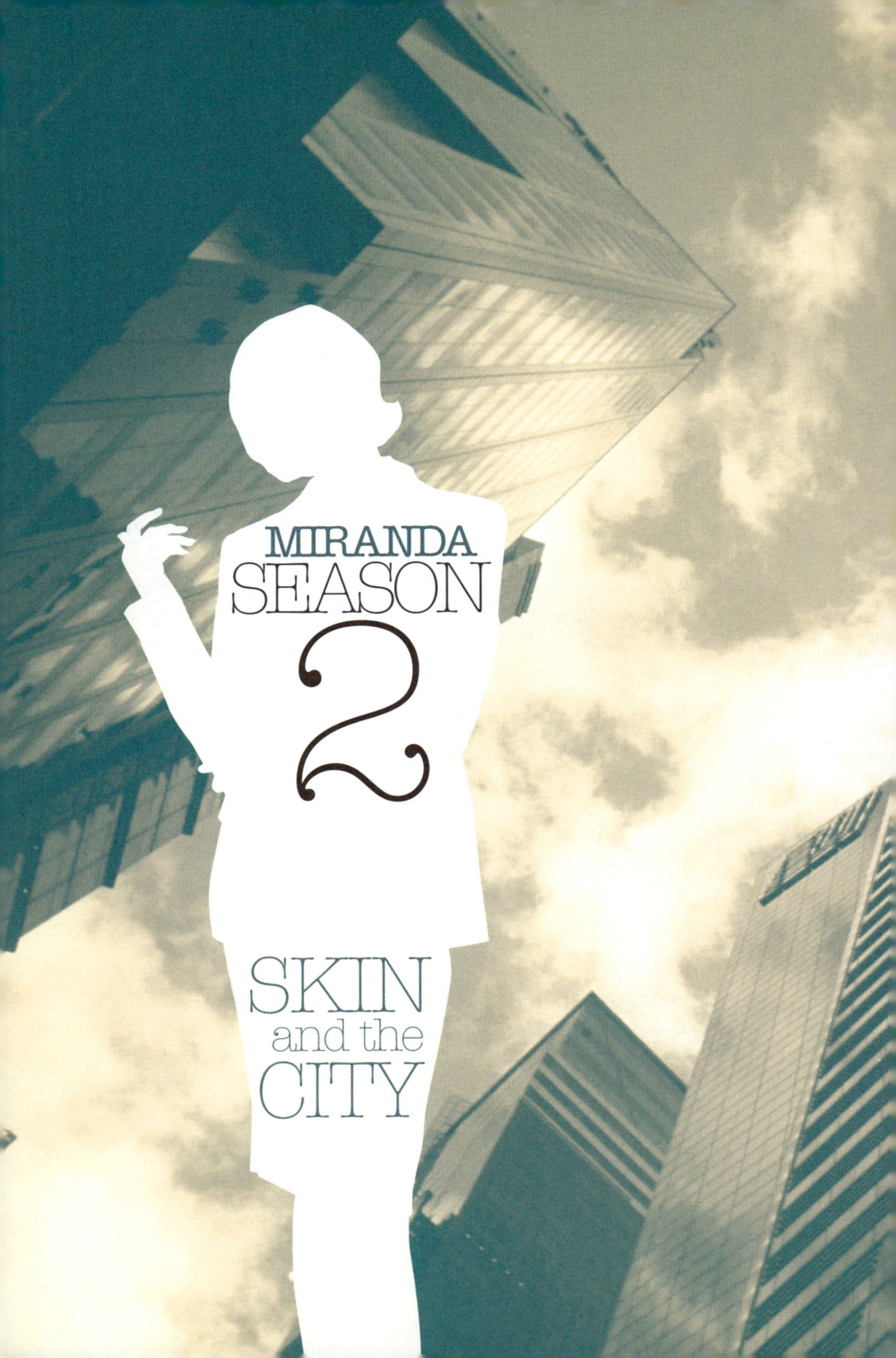
MIRANDA
SEASON
2
SKIN
and the
CITY

사무실에서 일하는 워킹 우먼, 미란다

〈섹스 앤 더 시티〉의 빨강머리 변호사 미란다의 일상은 대부분의 직장여성과 비슷하다. 그녀는 밀폐된 사무실에서 하루의 대부분을 보낸다. 건조한 실내 공기와 컴퓨터의 열기, 전자파에 하루 종일 노출되어 있는 셈. 꼬박꼬박 메이크업을 하지만 제대로 된 클렌징과 스킨케어에 공들일 여유는 충분하지 않다. 잦은 야근과 회식은 피부를 더욱 지치게 한다. 더러는 화장을 지우지 못하고 잠드는 날도 있을 것이다. 미란다는 기름진 중국 음식과 달콤한 초콜릿 케이크, 시럽을 듬뿍 끼얹은 도넛을 좋아한다. 물론 이런 음식들이 피부에 별로 유익하지 않다는 것쯤은 그녀도 잘 알고 있을 테지만.

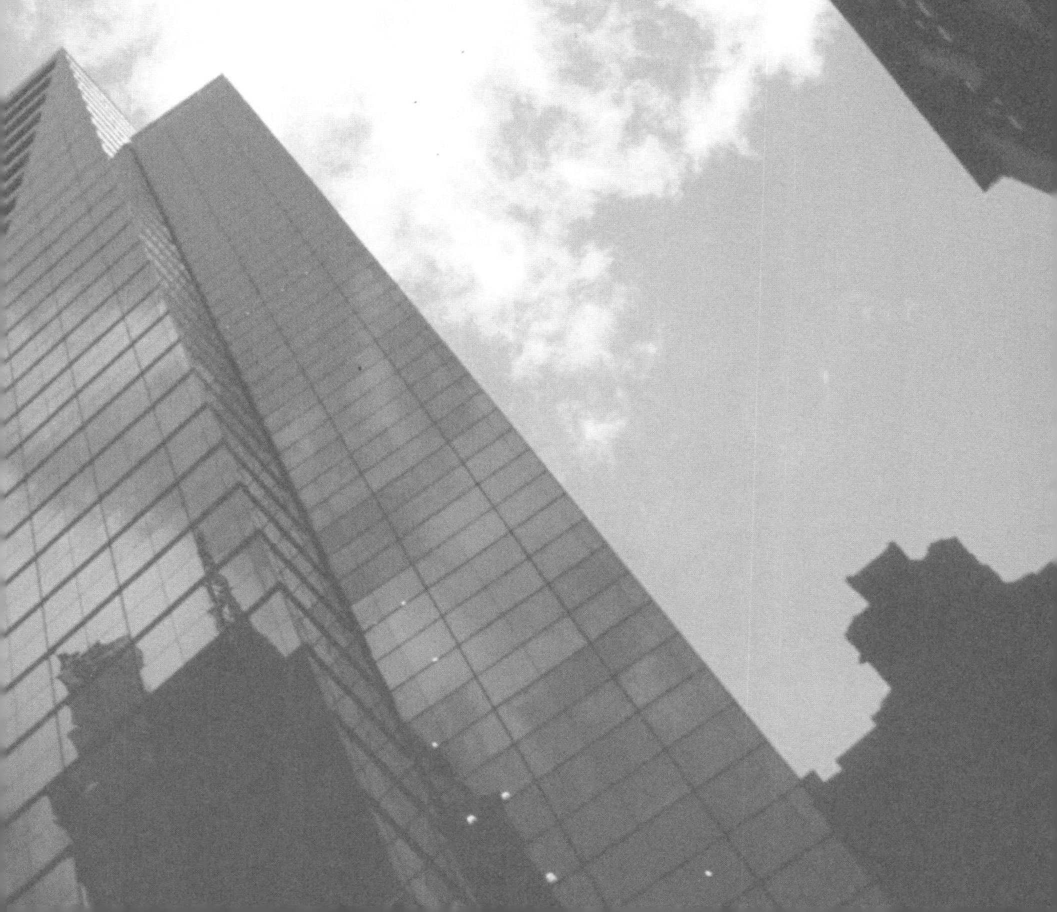

여성용 면도기의 만행

다리와 겨드랑이의 보기 흉한 털을 제거하는 것은 직장 여성의 에티켓이다. 그러나 당신의 면도기가 털 주변의 피부 세포까지 함께 베어내고 있다는 것을 아는가? 셰이빙의 여파는 참담하다. 면도기의 날에는 10만 개에서 50만 개에 달하는 피부 세포 덩어리들이 붙어 있을 것이며, 피부 위에는 잘리다 만 털의 그루터기, 긁힌 자국과 베인 상처들이 남게 될 것이다.

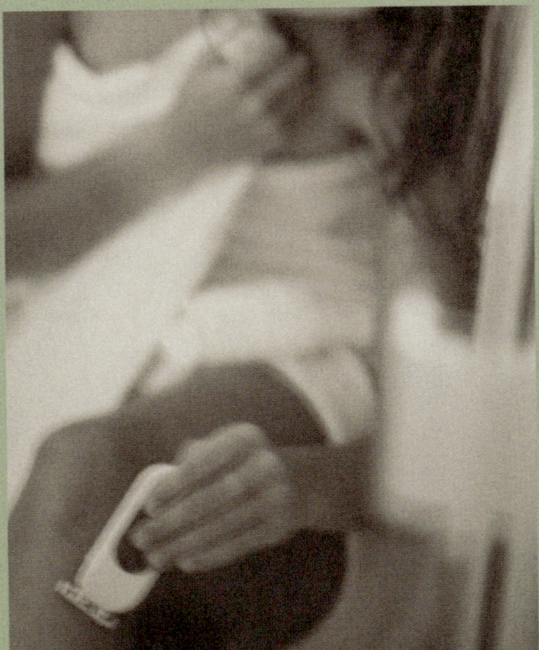

episode · 1
고층 빌딩과 피부의 관계

높은 지대에서 생활하는 사람일수록 자외선의 영향을 많이 받는다. 고층 건물의 전망 좋은 사무실에서 장시간 근무하는 직장 여성이라면, 유리창을 고스란히 통과하는 자외선 A를 막을 수 있을 만큼의 차단 등급(PA)이 표기된 자외선 차단제를 상비해야 할 것이다. 점심시간이나 쉬는 시간에 회사 옥상에서 커피를 마시며 콧바람 쐬는 것을 즐긴다면 더 주의 깊은 자외선 대책이 요구된다.

도시의 자외선은 어디에 가장 많을까? 대한피부과개원의협의회에서 일반인 300여 명을 대상으로 자외선에 대한 일반적 상식을 묻는 설문 조사를 실시한 적이 있다. 결과가 재미있다. 일반인이 생각하는 것과 실제 자외선이 많은 곳은 큰 차이를 보였다. 응답자들은 '도시에서 걸어 다닐 때'(31.2%), '자동차 앞좌석 운전자'(24.9%)가 가장 자외선의 영향을 많이 받을 것으로 생각했지만 사실 도심에서 자외선이 가장 많은 곳은 고층 건물의 옥상이다. 자동차의 경우 앞뒤 좌석 모두 자외선의 영향을 비슷하게 받는다. 뒷좌석에 앉았다고 해서 안심할 수 없다는 얘기다. 따라서 차단지수와 등급이 높은 자외선 차단제를 사용해야 한다. SPF 30 정도의 제품을 선택하여 충분한 양을 발라야 한다. 적게 바르면 차단 효과가 떨어지기 때문. 문제는 한꺼번에 많은 양을 바르면 피부에 잘 흡수되지 않고 허옇게 들뜨는 백탁 현상이 나타난다는 것이다.

그래도 방법은 있다. 제형이 다른 두 가지의 자외선 차단제를 겹쳐 발라 보자. 예를 들어 로션 타입의 묽은 자외선 차단제를 넉넉히 펴 바르고 손바닥으로 두드려 잘 흡수시킨 뒤, 그 위에 크림 타입의 되직한 자외선 차단제를 덧바르는 것이다. 이렇게 바르면 흡수도 잘 되면서 충분한 양을 바를 수 있어 차단 지수만큼의 차단 효과를 얻을 수 있다.

그러나 원칙은 3~4시간마다 덧바르는 것이다. 요즘은 덧바르기 쉽도록 만들어진 간편한 자외선 차단제들이 시중에 많이 나와 있다. 메이크업 전후에 모두 바를 수 있는 타입, 얼굴은 물론 몸에 사용하기에도 편리한 스프레이 타입, 거울을 보지 않고도 쓱쓱 바를 수 있는 스틱형, 마치 파운데이션이나 컨실러처럼 색깔이 들어간 제품 등이 그것이다. 자외선 차단 기능이 있는 파우더나 팩트를 함께 활용하는 것도 똑똑한 방법이다.

때와 장소에 따른 자외선 차단제 선택 요령

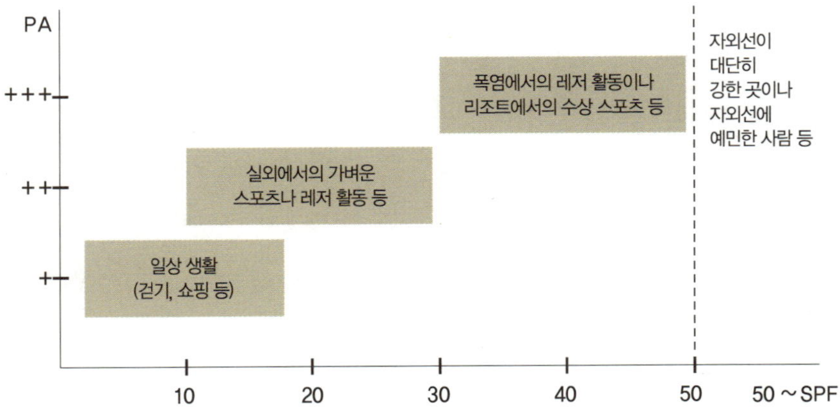

plus + info

SPF 수치가 두 배면, 차단 효과도 두 배?

일상적으로 사용하는 자외선 차단제의 SPF 지수는 대개 15~30이지만 최근에는 50, 60, 심지어 100짜리 제품도 나왔다. 가장 큰 오해는 SPF 수치와 자외선 차단 시간이 정비례한다고 여기는 것. 이론적으로 SPF 지수는 자외선 B를 차단하는 시간을 나타내지만, 실제로는 그렇지 못하다. 자외선 차단제가 자외선과 반응하면 차단 효과가 점점 떨어지는데다, 피부에서 배출되는 땀 등도 방해 요소가 된다. 결국 어느 정도 시간이 지나면 SPF 10이든 100이든 차단 기능이 거의 사라진다.

일반적으로 SPF 15는 자외선 B를 92%, SPF 30은 96.7%, SPF 40은 97.5% 정도 차단하는 것으로 알려져 있다. SPF 30~40짜리 자외선 차단제면 자외선 B를 거의 완벽하게 차단할 수 있는 것이다. 굳이 SPF 50을 넘는 제품을 살 필요가 없다. 차단 지수보다 중요한 것은 충분한 양을, 자주 덧바르는 것이다.

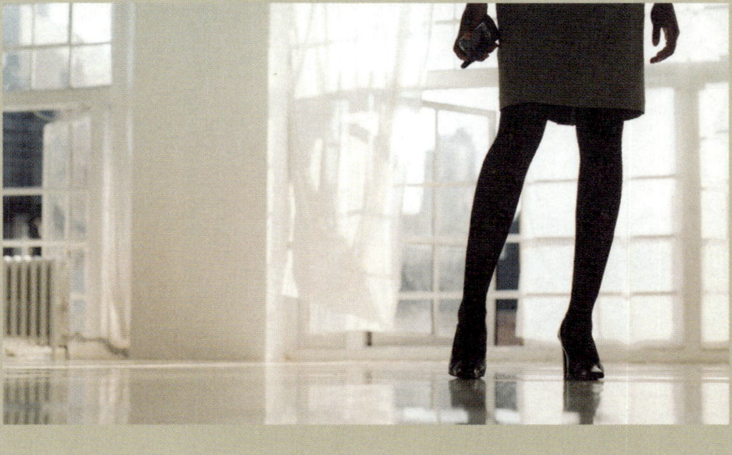

episode · 2

사막의 오아시스

워킹 맘인 미란다는 낮에는 로펌 사무실에서 일하고, 밤에는 아파트에서 아기와 씨름한다. 하루 중 대부분의 시간을 건조하고 밀폐된 실내에서 보내는 것이다. 피부가 질식 상태에 빠지기 쉬운 환경이다.

피부는 배설기관인 동시에 호흡기관이다. 산소를 빨아들이고 이산화탄소를 내보내는 일이 피부 차원에서도 벌어지고 있는 것이다. 피부호흡이 원활하게 되려면 건조하지 않아야 한다. 피부세포가 적절한 물기를 머금고 있어야 공기 중의 산소를 빨아들이기 쉽기 때문. 공기 중에 수분이 없으면 피부가 제대로 호흡할 수 없어 피부세포가 메마르게 된다.

따라서 실내에 있을 때는 적절한 온도와 습도를 유지하는 것이 중요하다. 그러나 무더운 여름철에는 계속 틀어대는 에어컨 때문에 실내의 습도가 낮아지기 쉽다. 흔히 적절한 실내 습도는 40~60%를 말하는데, 장시간 에어컨을 틀게 되면 공기 중의 수분을 빼앗아 습도가 낮아지며, 피부도 수분을 빼앗겨 피부가 건조해지기 쉽다. 건강한 피부는 피부 각질층이 10~20%의 수분을 유지해

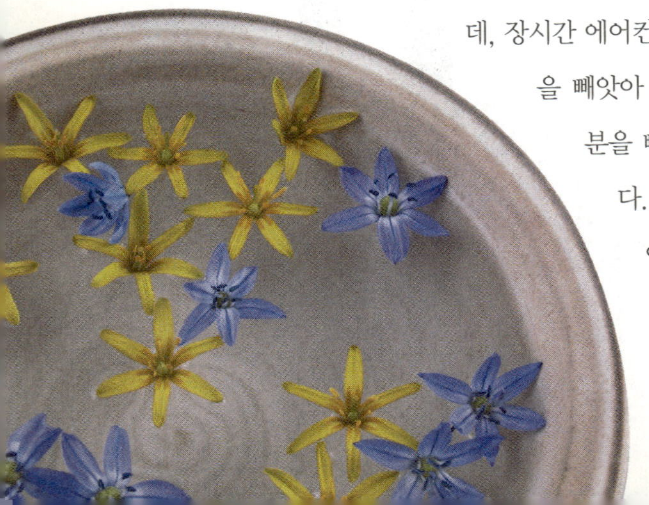

야 한다. 따라서 에어컨을 틀더라도 틈틈이 창문을 열어 실내 공기를 환기시켜주며 피부의 수분이 날아가지 않도록 수분 유지에 신경을 써야 한다. 또한 피부가 에어컨 바람에 직접 노출되지 않도록 주의해야 한다.

난방을 하는 겨울철 역시 적정한 습도 유지에 신경 써야 한다. 실내가 너무 건조하면 피부의 수분을 빼앗아간다. 늘 가습기를 사용하되 습도가 60%를 넘지 않도록 하고, 가습기 물은 하루에 한 번씩 갈아주는 게 좋다. 500ml 생수병을 꽂아 쓸 수 있는 미니 가습기가 시중에서 판매되고 있다. 젖은 수건을 가까이 두거나 물을 듬뿍 준 화분을 책상 위에 올려놓는 것도 좋다. 주기적으로 환기를 시키고 자주 물을 마셔야 한다. 피부가 땅길 정도로 건조하다면 미스트 제품을 얼굴에 뿌리는 것도 도움이 된다.

그러나 맹물을 뿌리면 물기가 증발하면서 피부의 수분을 빼앗아 오히려 피부가 더 건조해진다. 미네랄 등 보습 성분이 함유된 모이스처 미스트 제품을 선택할 것. 직장여성이라면 갑작스러운 온도 변화에도 주의해야 한다. 보일러가 쌩쌩 돌아가는 따뜻한 방 안에 있다가 출근하러 집을 나설 때, 살을 에는 칼바람을 맞다가 덥고 건조한 사무실에 들어갈 때 얼굴이 확 빨개지는 것을 느낀 적이 있을 것이다. 혈관이 갑자기 늘어나거나 줄어들어 생기는 현상이다. 이것이 자주 반복되면 혈관이 늘어져 버리고, 나중에는 작은 온도 변화에도 피부가 예민하게 반응하게 된다.

따라서 겨울철 바람이 많이 부는 날에는 마스크나 목도리로 감싸 피부가 바깥 공기에 덜 노출되도록 신경 써야 한다. 보습제를 충분히 바르는 것도 매우 중요하다. 피부가 건조하면 똑같은 악조건 속에서도 더 심각한 손상을 입기 때문.

episode · 3
휴대폰이 얼굴을 감쌀 때

혹시 '전자파'에 대한 경고를 생각했다면, 당신의 예상은 틀렸다. 전자파에 대한 피부의 반응에 대해서는 아직까지 밝혀진 바가 없다. 청소년이 전자파에 노출되면 손바닥의 땀 분비가 증가하고 피부저항력이 감소한다는 실험 결과가 발표된 적이 있을 뿐이다.

그러나 컴퓨터, 프린터, 복사기, 팩스 등 사무실을 가득 채운 각종 전자기기와 손에서 한시도 떼놓지 않는 휴대폰이 뿜어내는 열기와 전자파가 피부에 어떤 악영향도 미치지 않는다고 장담하기는 어려울 듯하다. 실제로 컴퓨터 관련 업종 종사자들은 피부 트러블이 많은 편이기 때문이다.

하지만 전자파 자체보다는 컴퓨터와 오래 일하는 사람들의 라이프스타일에 그 원인이 있는 것으로 보인다. 대개 생활이 불규칙하고, 일을 한꺼번에 몰아서 하며, 스트레스 강도가 높고, 수면 시간이 턱 없이 부족하다.

전자기기와 관련하여 전자파나 라이프스타일보다 더 염두에 두어야 할 것은 전자기기 자체의 '위생상태'다. 하루에도 몇 번씩 귀와 입, 뺨, 손을 거쳐가는 휴대폰에 1제곱인치 당 2만5천여 마리의 세균이 서식하고 있다는 사실을 아는가? 영국 맨체스터메트로폴리탄대의 연구 결과다. 이 수치는 신발 밑창이나 문손잡이, 심지어 화장실 변기의 좌석보다도 더 많은 숫자다. 그러니까, 우리는 하루에도 몇 번씩 화장실 변기 좌석을 얼굴에 댄 체 통화를 하고 있는 셈이다!

산 지 1년 쯤 된 휴대폰을 사용하고 있다면, 그리고 한 번도 휴대폰의 액정과 키패드를 닦은 적이 없다면, 전화를 걸거나 받을 때마다 당신의 피부에는 1년 어치의 메이크업 찌꺼기와 피지, 각종 노폐물과 세균들이 고스란히 묻어나게 될 것이다. 피부가 건조한 사람이라면 세균에 의한 감염이 있을 수 있으며, 피부에 상처가 있는 사람이라면 균주가 피부의 혈관 속으로 침투해 염증을 일으킬 것이다. 혈관을 통해 침투한 균이 뇌수막염을 일으킬 위험성도 있다.

특히 몸이 피로하면 입술 주위에 물집이 쉽게 잡히는 사람들은 타인에게 감염시킬 가능성이 더 크다. 입술에 물집이 있는 친구나 동료의 휴대폰을 빌려 쓰면 '헤르페스 바이러스' 에 감염될 수 있다는 사실을 기억하자. 건강한 성인보다는 면역력이 약한 사람, 또는 면역력이 약한 사람과 항시 붙어 있어야 하는 사람은 휴대폰 관리에 특별한 주의를 기울여야 한다.

아이들은 휴대폰을 빨고 핥기를 좋아한다. 면역력이 약한 만큼 휴대폰의 세균이 아이의 구강내로 전파되기 쉽다. 환자와 항시 붙어 있는 의료인, 간병인, 가족들, 어린아이같이 면역력이 약한 사람 등은 휴대폰을 사용한 후 손을 잘

doctor says

"이런 사람, 휴대폰 관리 철저히 해야 한다"

- 매일 메이크업을 하는 사람
- 땀과 피지가 많은 사람
- 면역력이 약한 사람
- 몸이 피로하면 입술 주변에 물집이 잡히는 사람
- 어린아이 또는 환자와 항시 붙어 있는 사람
- 당뇨병이 있거나, 항암치료를 받는 사람

씻는 습관을 들여야 한다.

휴대폰은 그 자체의 열기는 물론 주머니나 가방 등 따뜻한 곳에 보관하며, 손바닥에서 분비되는 땀과 통화 시 분출되는 침에 의해 습기가 잘 찬다는 특성상 균이 살기에 좋은 환경을 갖추고 있다. 피부 질환을 악화시킬 수 있는 조건은 다 가지고 있는 셈이다.

게다가 요즘 휴대전화는 과거에 비해 외부로의 노출이 잦다. 통화 이외에도 교통카드, 모바일뱅킹 등 다양한 용도로 사용하기 때문이다. 당연히 인플루엔자의 감염 확률이 높아진다. 휴대폰을 통해 감기나 독감이 옮을 가능성이 높아진 것이다. 또한 손에 상주하고 있으면서 뾰루지와 피부 염증의 가장 큰 원인이 되는 포도상 구균은 휴대폰에 늘 서식하고 있다. 습진처럼 갑자기 가렵거나 벌겋게 돋다난다면 접촉성 피부염을 의심해 보아야 한다.

핸즈프리 이어폰도 주의를 요한다. 관리가 잘 안된 이어폰은 귀를 붓게 하고 충혈시키거나 염증의 원인이 되기도 한다. 귀는 곰팡이에 상당히 취약한 부위. 자칫 외이도염이 생길 수도 있다. 평소 휴대폰은 물론 이어폰도 깨끗하게 관리하고, 만일 귀에 자극이 된다 싶으면 사용을 자제하는 것이 바람직하다.

tip

피부염을 막는 휴대폰 습관

1 휴대전화와 이어폰을 알코올 솜으로 자주 소독해준다.
2 마른 수건으로 액정과 키패드를 수시로 닦아준다.
3 항상 손을 깨끗이 씻는다.
4 피부가 건조하면 세균이 쉽게 침투하므로 평소 보습제를 충분히 사용한다.
5 피부의 보호막이 망가지지 않도록 때 미는 습관을 멀리한다.

episode · 4

브라보! 야근 인생

'나인 투 식스(9 to 6)'는 모든 직장여성들의 로망이다. 물론 공식적인 업무 시간은 하루 8시간이지만, 칼 출근 · 칼 퇴근이 보장되는 직장은 드물다. 남은 업무를 정리하거나 상사의 눈치를 보느라, 클라이언트와의 저녁 미팅이나 접대 때문에, 중요한 보고서나 프레젠테이션을 준비하기 위해 많은 사람들이 졸음과 피로를 견뎌가며 야근을 한다.

〈섹스 앤 더 시티〉의 미란다는 변호사다. 미국에서 변호사는 업무 강도가 높고 업무량과 업무시간이 많은 직업으로 꼽힌다. 게다가 미란다는 퇴근 후에도 침대로 직행할 수 없다. 젖먹이 아들을 돌봐야 하기 때문이다.

잦은 야근은 수면 시간을 부족하게 한다. 그리고 수면 부족은 피부의 각화를 유발한다. 잠이 부족하면 신진대사가 원활하지 않기 때문에 세포의 대사력이 떨어져 각질이 많아지는 것이다. 밤늦게까지 야근을 하면 피부표면이 거칠고 푸석푸석해지는 것을 쉽게 느끼게 된다. 야근한 다음 날 아침에 화장이 잘 받지 않는 것도 이 때문이다.

수면 부족이 가져오는 또 하나의 증상은 피부색이 칙칙하고 진해지는 것이다. 잠이 모자라면 혈액순환이 잘 되지 않아 피부색이 전체적으로 검어지거나 붉어진다. 다크 서클이 진해지고, 햇볕에 대한 저항력도 약해져 기미나 주근깨가 생기기 쉬워진다. 원래 여드름이 안 나던 사람도 밤을 새거나 무리하게 야근을 하면 갑자기 뾰루지가 돋는 경우를 쉽게 볼 수 있다.

민감한 피부를 가진 사람은 특히 난감하다. 흔히 '민감성 피부' 라고 말하는 사람들은 평소 피부에 약간의 습진을 갖고 있는 경우가 대부분인데, 이들은 여행을 가서 물이 바뀌면 피부가 '뒤집어지는' 일을 종종 겪는다. 민감한 피부의 소유자라면 무리한 야근과 밤샘 작업을 되도록 피하는 것이 좋다. 피부가 간질간질해지고 각질이 심해지며 울긋불긋한 것이 확 올라오는 경우가 많다.

야근을 할 때는 수시로 물을 마시는 것이 좋다. 피로회복과 항노화 효과가 있는 비타민 C 정제를 복용하거나 비타민 C가 풍부한 녹차를 마시는 것도 도움이 된다. 아무리 피곤해도 집에 가서 세안은 꼭 하고 자야 한다. 피지와 노폐물이 남아 있으면 뾰루지와 여드름이 생길 가능성이 더 커지기 때문이다.

각질이 눈에 띄더라도 마구 문질러대는 것은 위험하다. 피부에 이상이 생긴 상태에서 각질을 억지로 벗겨내면 더 많은 각질이 생긴다. 알갱이가 작은 스크럽제로 부드럽게 문질러 줄 것. 냉장고에 마침 약간 상한 우유가 있다면 각질제거제 대신 활용해도 좋다. 발효된 우유의 젖산은 AHA 성분 중 하나로서 각질제거와 보습 효과가 있다. 세안 후 따뜻한 물에 상한 우유를 부어 섞은 후 얼굴에 끼얹어 보자. 찬물 패팅으로 마무리하고 거울을 보면 한결 피부가 맑아져 있는 것을 볼 수 있다.

사실 각질을 벗겨내는 것보다 더 안전한 각질관리법은 시트 마스크다. 시트 마스크는 짧은 시간 내에 피부에 수분을 집중적으로 공급하여 각질을 잦아들게 한다. 야근한 날은 수면 부족으로 피부가 예민해져 있는 상태이므로 떼어내는 필 오프 타입의 팩은 피해야 한다.

그러나 무엇보다 가장 효과적인 피부 관리법은 부족한 수면을 보충하기 위해 10분이라도 더 자는 것이다. 수면이 피부에는 가장 좋은 보약이기 때문이다.

doctor says

"트러블 안 생기는 천연 재료는 녹차와 오이"

피부과 의사들은 집에서 만들어 쓰는 팩의 폐해를 종종 목격한다. 살구 씨나 흑설탕 스크럽은 입자가 거칠고 날카로워 피부에 미세한 상처를 내기 쉬우며, 팩의 자료에 따라서는 피부 트러블을 유발하는 독성물질이 들어 있을 수도 있다. 그러나 피부에 전혀 자극을 주지 않는 천연 팩 재료가 있으니, 바로 녹차와 오이다. 천연 팩을 하면 트러블이 생기는 민감한 피부라도 녹차나 오이 팩만은 OK.

녹차

녹차 찌꺼기를 우려낸 물로 세안하면 피부 진정 효과가 탁월하다. 뾰루지가 생겼을 때는 한 번 우려낸 녹차 티백을 냉장고에 보관해두었다가 차가워진 상태로 뾰루지 위에 10분쯤 올려 둘 것. 수면 부족으로 눈이 붓고 충혈되었을 때도 도움이 된다.

오이

여름철에 유용하다. 오이즙과 밀가루를 섞어 팩을 하면, 오이의 진정 효과와 밀가루의 미백 효과가 함께 작용한다. 여름철 야외 운동 후 오이팩을 하면 열기를 가라앉히고 피부를 진정시켜 준다.

episode · 5
중국음식과 초콜릿의 유혹

미란다는 가끔 중국요리를 배달시켜 먹는다. 저녁식사를 놓쳤거나 긴긴 밤 기름진 야식이 그리울 때 애용하는 단골 중국집에서는 그녀가 늘 먹는 메뉴를 알고 있다. 미란다는 달콤한 디저트도 좋아한다. 초콜릿 케이크 한 판을 하룻저녁에 먹어치운 적도 있다. 출산 후 다이어트 클리닉에 다니면서도 설탕물을 듬뿍 끼얹은 크리스피 크림 도넛의 오리지널 글레이즈드 도넛의 유혹을 뿌리치지 못했다.

기름지거나 단 음식이 여드름을 유발한다는 논란은 예전부터 끊이지 않았다. 그러나 당뇨병이나 특정 음식에 대한 알레르기가 있는 경우를 제외한다면, 음식이 피부질환에 직접적인 영향을 미치지는 않는다는 게 정설이다. 그럼에도 불구하고 건강하지 못한 식단은 장기적으로 피부 노화를 촉진시키는 게 사실이다. 가장 경계해야 할 대상은 당분이다.

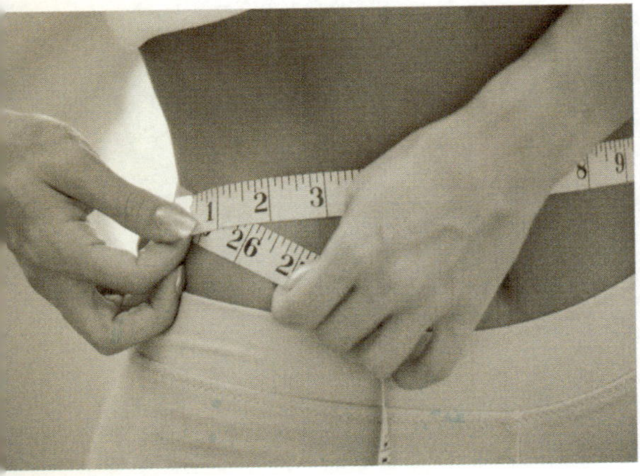

과다한 설탕 섭취는 노화를 재

축하고 정상세포를 파괴하는 유해산소의 생성을 증가시킨다. 노화에는 여러 가지 원인이 있지만, 음식을 통해 일어나는 세포 노화는 지나친 당분 섭취로 인한 혈당량의 증가와 이로 인한 인슐린의 급격한 분비를 통해 이루어진다. 게다가 단 것을 많이 먹으면 혈당치가 올라가고, 혈당치가 올라가면 균이 잘 자랄 수 있는 환경이 된다. 당연히 여드름이나 각종 염증이 생기기 쉬워지는 것이다. 피부미인이 되고 싶다면 당분이 많은 탄수화물 식품을 덜 먹어야 한다.

지방의 경우는 좀 복잡하다. 피부에 좋은 지방과 나쁜 지방이 있기 때문이다. 사실 지방은 세포 건강에 필수적인 성분이다. 지방은 세포를 튼튼하게 하고 노화를 조장하는 각종 화학물질에 대한 방어력을 길러준다. 또한 마치 호르몬처럼 작용하여 세포 내 신진 대사를 지휘하기도 한다. 따라서 무조건 저지방 식을 먹는 것은 어리석은 일이다. 특히 필수지방산이 부족하면 상처가 제대로 회복되지 않고 면역력이 떨어져 감염의 위험성이 높아진다. 또한 노화 속도가 빨라져 나이보다 늙어 보이는 외모를 갖기 쉽다.

필수지방산을 제대로 섭취하면 피부가 탄력과 윤기를 갖게 된다. 따라서 좋은 지방, 생선이나 견과류에 들어 있는 기름이나 올리브유는 충분히 먹어야 한다. 반면 육류 지방은 섭취를 줄이고, 튀김 류나 패스트푸드에 많은 트랜스 지방산은 아예 먹지 않도록 한다.

그러나 중요한 것은 '균형' 이다. 고기를 먹으면 안 된다기보다는 고기 위주의 식단 때문에 상대적으로 미네랄과 비타민 섭취량이 줄어드는 게 문제다. 미네랄과 비타민이 풍부한 음식은 피부 재생에 많은 도움을 준다. 음식만으로 충분한 양을 먹을 수 없다면 비타민제를 먹는 것이 좋다.

건강보조제의 도움을 받아야 하는 사람은 또 있다. 아토피 환자다. 아토피 환자는 피부의 지질 막이 정상적으로 형성되지 않는다. 피부가 수분을 잘 뺏겨 항상 건조하다. 보호막이 없는 셈이니 외부로부터의 감염에 취약할 수밖에 없다. 그래서 지질 막을 형성하는 성분(감마리놀레익애시드)을 인위적으로 많이 넣어줘서 지질 막 형성을 정상화시키는 데 도움을 준다. 보통 젤리처럼 생긴 알약 형태로 복용한다.

정상인의 경우에도 편식이나 다이어트 등으로 영양이 결핍되면 피부에 문제가 생길 수 있다. 따라서 식사량을 줄이더라도 세포 활성화에 필수적인 비타민은 꼭 섭취해야 한다. 요즘엔 약을 먹어 다이어트를 하는 경우가 많은데, 식욕억제제만 처방한 약은 절대 금물. 음식 섭취가 줄어드는 만큼 모자란 영양소를 보충할 수 있는 약을 함께 먹어야 한다.

plus + info

먹는 자외선 차단제

바르는 자외선 차단제는 피부에 자외선이 닿지 않도록 막을 씌워주는 것이다. 다른 방법도 있다. 항산화 성분인 베타카로틴을 함유한 '먹는 자외선 차단제'가 그것. 우리의 피부가 햇빛에 노출되면 피부가 유해산소를 발생시키며 산화되는데 이것이 자외선에 의한 피부 손상, 즉 선번(sunburn)의 원리다. 그런데 베타카로틴을 섭취하면 이 성분이 혈액 속으로 들어가 자외선으로부터 세포를 보호해준다. 유해산소의 발생을 막아주는 것이다.

episode · 6
피부는 음주 측정기

하루 한 잔의 술은 약이 될까? 소량의 알코올은 혈액순환을 촉진시켜 심장의 부담을 덜어주는 게 사실이다. 매일 꾸준히 마시는 레드 와인이 심장병 발병 위험을 낮춰준다는 연구결과도 있다. 그러나 적은 양의 알코올이라도 피부에는 손상을 입힌다.

거나한 회식 다음 날, 피부는 형편없이 거칠고 푸석해져 있을 것이다. 다량의 알코올이 체내에 흡수되면 우리 몸은 정신없이 바빠진다. 알코올을 분해하기 위한 효소가 분비되고, 스트레스에 대항하기 위한 호르몬이 과다 분비된다. 간이 해독을 하기 위해서는 몸에서 많은 양의 수분이 빠져나가는데 이 때문에 피부는 건조하고, 거칠고, 예민해진다.

또한 술을 마시면 자외선에 의한 피부손상을 막아주는 글루타치온의 합성이 급격하게 감소되어 햇

> doctor says
>
> **애주가의 피부 스케일링**
>
> "알코올로 인한 피부손상을 예방하기 위해서는 술을 마시지 않는 것이 제 1의 처방이다. 그러나 음주로 인해 색소나 잔주름이 많아졌다면 가벼운 필링, 즉 피부 스케일링을 1주 간격으로 3회 정도 받으면 쉽게 회복된다. 피부 스케일링은 피부의 재생력을 증가시키는 데도 도움을 준다."

빛에 의해 피부손상을 입을 확률도 높아진다. 잔주름과 기미가 생기는 것이다. 술을 많이 마시는 사람일수록 나이보다 늙어 보이는 것도 이 때문이다. 알코올은 기본적으로 피부 혈관을 확장시켜 얼굴색을 붉게 만든다. 음주가 장기간 지속되면 코의 모세혈관이 확장되어 딸기코(주사비)가 되기도 한다. 확장된 모세혈관은 수분손실을 증가시켜 피부를 더욱 거칠게 만든다.

또한 혈관이 확장되면 혈액순환이 원활하지 못하고 오히려 저류되어 피부의 재생속도가 늦어진다. 그래서 얼굴색이 전체적으로 칙칙한 검은 빛을 띠게 되는 것이다. 더 직접적인 악영향은 염증을 곪게 만든다는 것. 피부에 염증이 생길락 말락 할 때 술을 마시면 무조건 여드름이 올라오게 되어 있다. 술 마셔서 염증 생기고, 잠 안 자서 피부 나빠지고, 제대로 씻지 못해서 피지와 노폐물이 쌓이고… 술은 술로만 끝나지 않는다. 악영향의 도미노 효과를 몰고 온다.

tip

회식 날, 피부손상 줄이는 요령

1 물을 계속 마신다 회식 도중, 집에 가서, 다음 날 아침 모두 물을 충분히 마셔 준다. 알코올을 빨리 빠져나가게 하고 피부의 수분 부족을 어느 정도 해소해 준다.

2 세수는 꼭 하고 잔다 과음 후 씻지 않고 자는 것은 피부 트러블을 부르는 행위. 비누 세안만이라도 꼭 한다. 피부가 예민한 상태이므로 스크럽을 사용하는 것은 금물. 여드름이 잘 생기는 피부라면 항염 · 진정 성분이 함유된 토너를 화장솜에 묻혀 닦아준다.

3 수분크림을 듬뿍 유분이 많은 크림은 뾰루지를 유발할 수 있다. 수분이 풍부한 크림을 얼굴 전체에 골고루 발라준다.

4 자외선 차단제를 넉넉히 술 마신 다음 날은 피부 보호에 더 많은 신경을 써야 한다. 햇빛에 노출되면 잔주름, 기미가 더 잘 생기기 때문이다. SPF 15~20 정도의 순한 자외선 차단제를 평소보다 더 꼼꼼히, 충분한 양을 발라줄 것.

episode · 7

머리털과 다리털

늘 단정한 쇼트 컷 헤어를 고집하는 미란다. 그녀는 매일 아침 드라이어와 헤어스타일링 제품을 사용할 것이다. 찬물 패팅으로 정성껏 세안을 마무리한 얼굴에 뜨거운 드라이어 바람을 쏘여대고, 항염 성분이 든 토너로 닦아 낸 이마의 여드름 위에 헤어왁스를 바른 앞머리를 덮을지 모른다. 헤어스타일 때문에 얼굴 피부를 망치는 대표적인 '도로아미타불' 습관들이다.

헤어 무스가 한참 유행하던 시절, 구레나룻 부위에 여드름이 생겨 피부과를 찾는 환자들이 많았다. 요즘도 짧은 머리를 고수하는 사람들은 어쩔 수 없이 왁스 등의 스타일링 제품을 사용하게 되는데, 여드름이 잘 생기는 피부라면 머리카락에 아무것도 바르지 않는 게 좋다.

모든 헤어스타일링 제품에는 플라스틱 같은 얇은 막을 형성해 머리 형태를 고정시키게 하는 피막형성

doctor says

일회용 vs 여성용 vs 남성용 면도기

"피부 자극을 최소화하려면 면도기 선택도 중요하다. 일회용보다는 여성용, 여성용보다는 남성용 면도기가 낫다. 여성용 면도기는 커브가 없어 다리나 겨드랑이 굴곡 부위의 털을 한 번에 깎기 힘들다. 그 때문에 면도날을 여러 번 갖다 대면 피부 손상이 심해지게 마련. 면도날 자체에 커브가 있거나 굴곡을 따라 날이 움직이도록 만들어진 남성용 면도기를 추천한다."

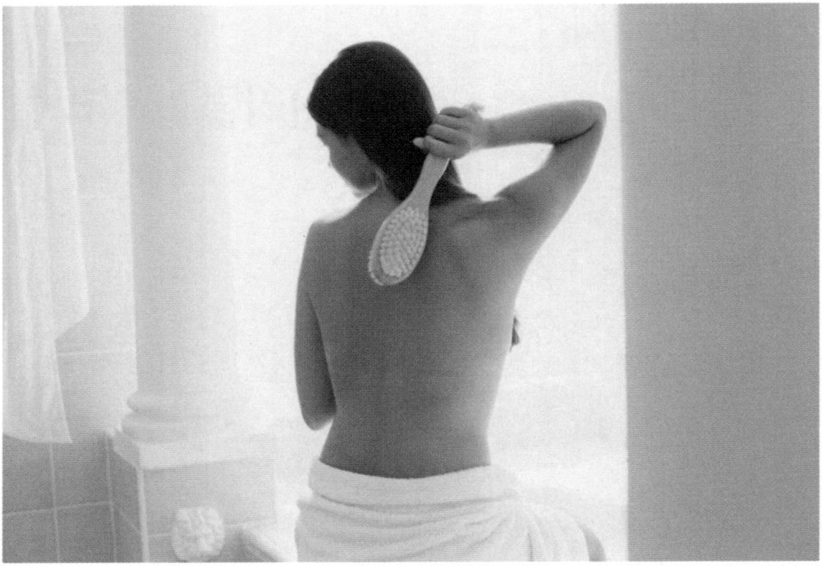

제와, 점도가 있어 머리 형태를 자유롭게 변화시켜주는 유분이 배합되어 있다. 피막형성제와 유분 성분은 이마나 볼에 닿으면 여드름을 만드는 원인이 되기도 한다. 왁스를 바르지 않더라도 머리카락이 닿는 것 자체가 피부에는 자극이 되므로, 특히 앞머리를 내리는 뱅 스타일의 헤어는 피부에 문제를 유발시키기 쉽다. 앞머리 때문에 피부트러블이 생기고, 그것을 가리기 위해 앞머리를 계속 내리다 보면 트러블이 점점 더 악화되는 악순환에 빠지게 된다.

털과 관련해서는 직장여성의 필수 에티켓이 된 '셰이빙(제모)' 이야기도 빼놓을 수 없다. 면도기를 오래 사용한 피부를 살펴보면 피부색이 거무튀튀하게 변해 있거나 모공 주변이 닭살처럼 솟아 있다. 면도기의 반복적인 자극 때문에 피부색이 변하고, 날카로운 칼날에 모공 주변의 피부까지 상처를 입은 경우다.

털을 뽑거나 제모기를 사용하는 사람의 경우는 털이 없는데도 털구멍이 까만 점처럼 더 도드라져 보인다. 털을 뽑으면 털 주변의 모세혈관이 상처를 입고 터지게 되는데, 이것이 반복적으로 일어나면 색소 침착이 생기게 된다. 피부과 의사들이 제모 레이저를 권하는 이유는, 제모 횟수를 줄이기 위해서다. 집에서 자주 제모를 하면 피부에 손상을 주기 때문이다.

제모 레이저도 장단점이 있다. 다리나 겨드랑이의 굵은 털은 말끔히 제거되지만, 팔이나 코 밑 수염 같은 가는 털은 상대적으로 효과가 떨어진다. 보통 일반인들은 제모, 특히 영구제모라고 하면 영구적으로 특정 부위의 털을 전부 다 제거하는 것으로 생각하기 쉽다. 그러나 의학적으로 영구제모는 2~3년을 의미한다. 또한 털의 숫자를 줄이는 것일 뿐 한 가닥의 털도 남김없이 제거하는 것은 아니다.

털 자체는 우리 피부에 긍정적인 역할을 한다. 피지를 머금어 피부를 촉촉하게 보호해 준다. 당연히 제모를 자주 하면 피부가 건조해진다. 따라서 셰이빙을 할 때는 셰이빙 폼이나 비누 거품을 넉넉히 발라 면도날이 피부를 지날 때 자극을 덜 받도록 보호하고, 셰이빙 후에는 보습제를 충분히 발라 피부가 건조해지는 것을 막아야 한다.

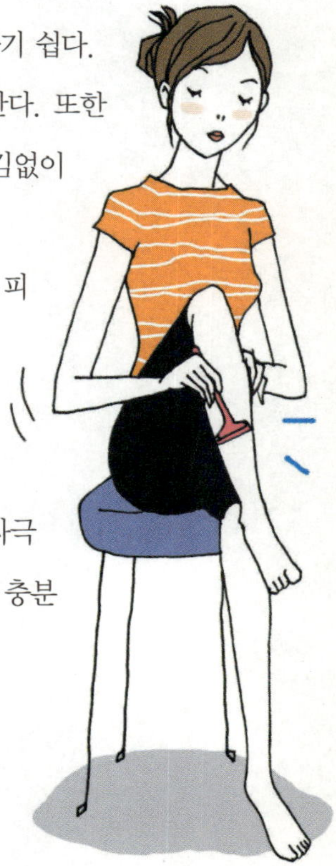

외근과 실외 활동이 잦은 사만다

홍보대행사 사장인 사만다는 외근이 잦다. 자외선, 바람, 먼지, 자동차의 매연을 비롯한 각종 공해 물질에 직접적으로 노출될 것이다. 몸매가 드러나는 옷을 즐겨 입지만 몸에도 자외선 차단제를 꼼꼼히 바르고 있을까? 40대 초반의 나이에도 탄탄한 몸매를 유지하는 걸 보면 상당히 격렬한 근육 운동을 하고 있는 듯한데, 너무 과한 운동이 피부노화의 주범인 활성산소를 만들어 낸다는 사실을 알고 있는지 의문이다. 실외 활동이 많은 직업을 가진 사람이라면 주의해야 할 것들이다.

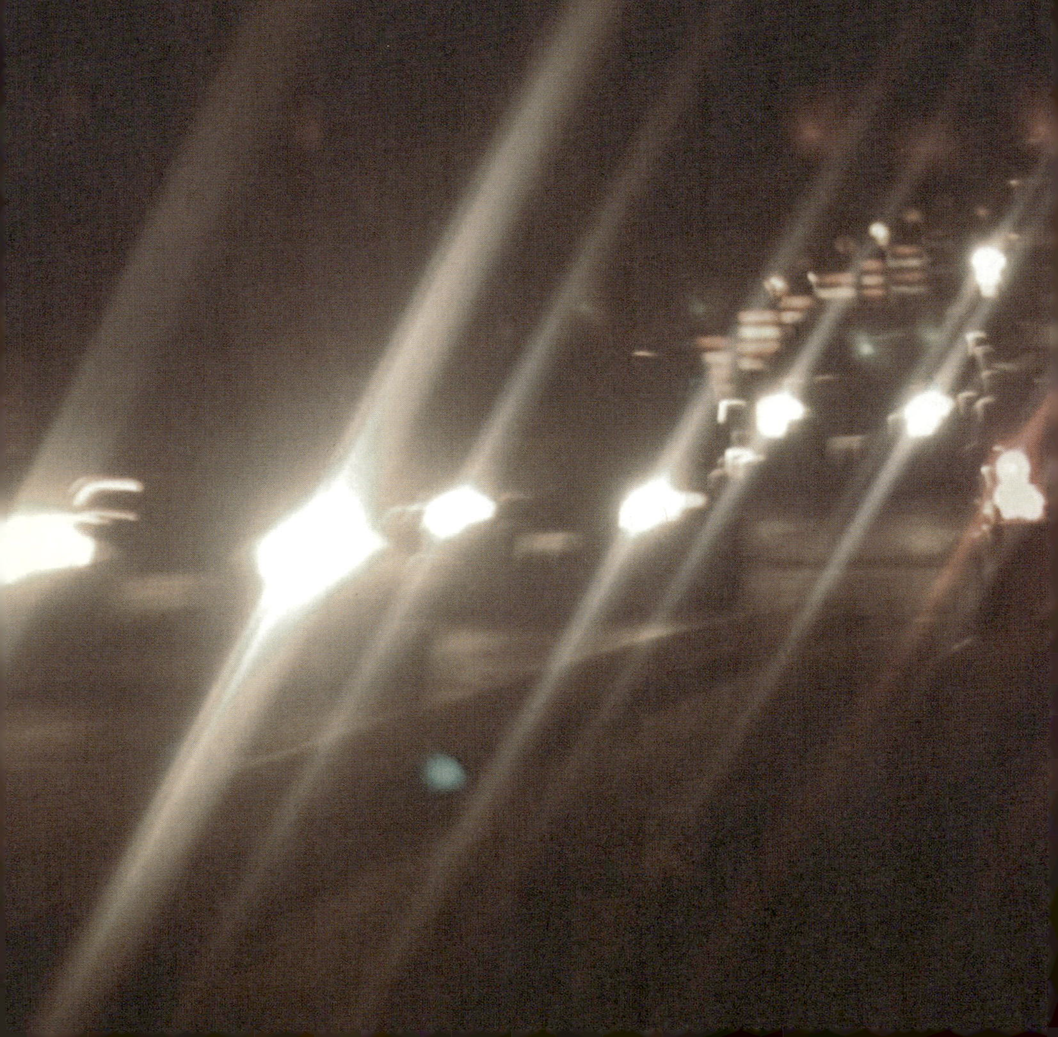

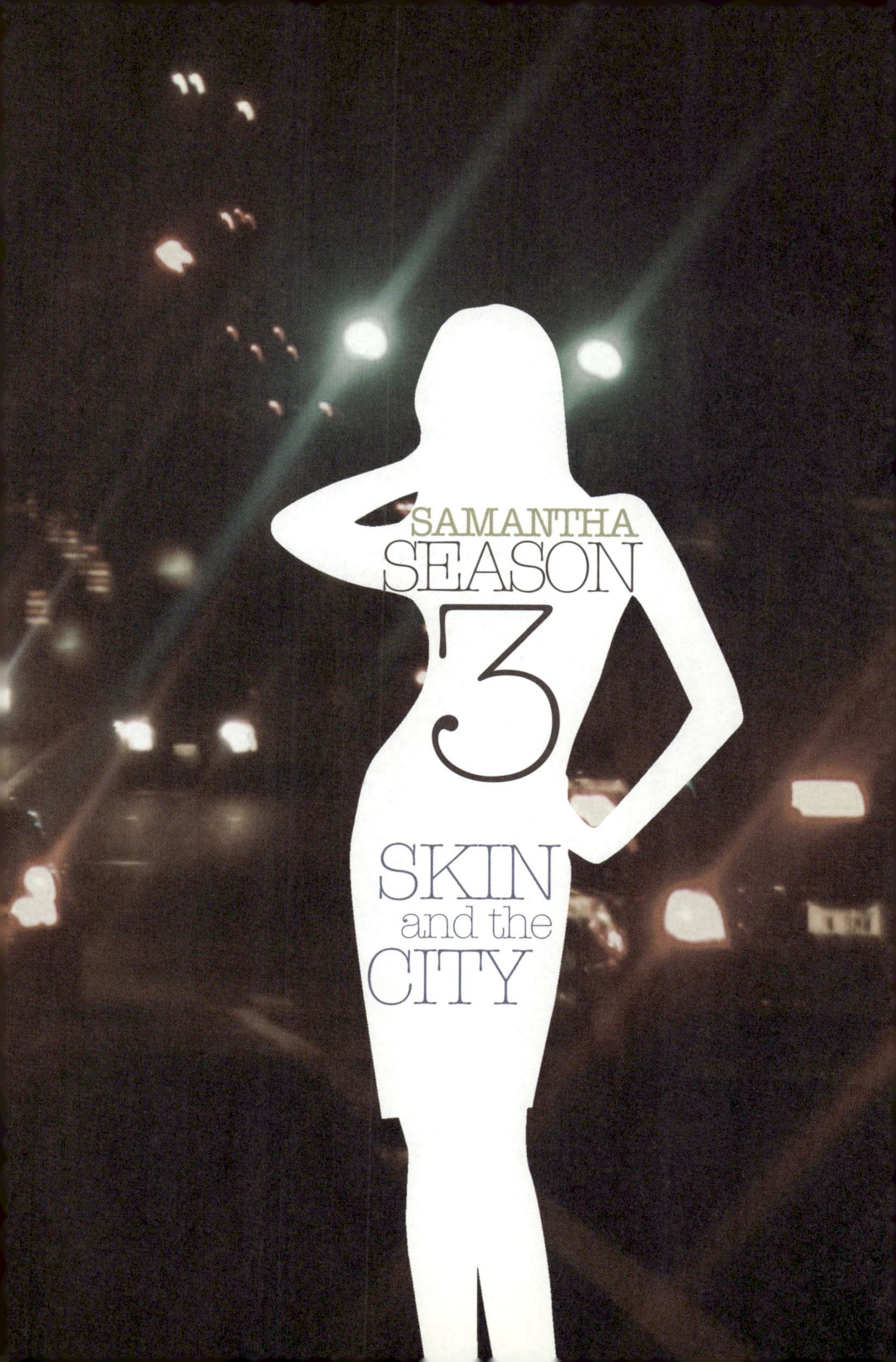
SAMANTHA
SEASON
3
SKIN
and the
CITY

자외선을 먹으며 자라는 검은 반점들

햇빛을 쬐면 왜 잡티와 주근깨가 많아질까? 멜라닌 세포는 피부의 표피층 가장 깊은 곳에 자리 잡고 있는데, 자외선의 자극을 받으면 멜라닌 색소를 많이 만들어 내고 그것을 표피세포로 전달시켜서 색소 막을 형성시킨다. 이것은 일종의 방어기전이다. 자외선에 세포가 타 죽지 않도록 막을 씌우는 것. 그러니까 잡티와 주근깨는 자외선으로부터 피부를 보호하기 위해 우리 몸이 만들어내는 일종의 보호막인 셈이다.

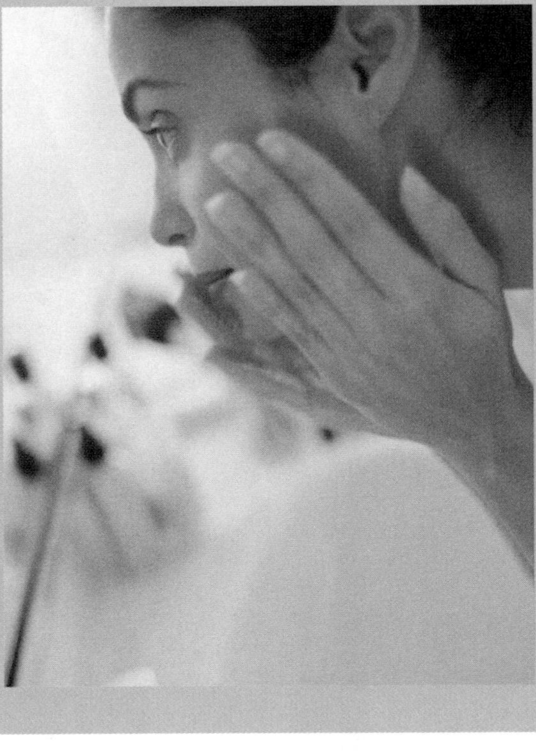

episode · 1

황사 여드름

언제부터인가 봄은 '외출을 삼가야' 할 계절이 되었다. 어디서든 챙이 넓은 모자와 황사 마스크로 중무장한 아주머니들을 볼 수 있으며, 황사가 심한 날은 초등학교에 휴교령이 내려지기도 한다. 신문에는 연일 '황사 대책', '봄철 건강 관리법' 따위의 기사가 실리곤 한다. 바깥에 주차해 둔 자동차가 노란 황사먼지 덮개로 뒤덮이는 데는 채 반나절도 걸리지 않는다.

그런데 놀랍게도, 세차는 꼬박꼬박 하면서 세안은 게을리 하는 사람이 적지 않다. 모래의 주성분인 석영과 카드뮴, 수은, 납, 알루미늄, 구리, 비소 등의 중금속을 가득 머금은 황사 먼지는 새로 뽑은 자동차에도, 사람의 피부 위에도 공평하게 쌓인다. 모두 피부에 강한 자극을 주는 성분들이다.

〈섹스 앤 더 시티〉의 사만다처럼 과감한 노출 의상을 즐겨 입는 사람이라면, 또 외근이나 야외활동이 잦은 사람이라면 위험성은 더 커진다. 오염물질이 맨살에 직접 닿기 때문

> doctor says
>
> **접촉성 피부염 응급처치**
>
> "평소에 물에 적신 타월을 비닐 주머니에 싸서 냉동실에 넣어둘 것. 얼굴이 가렵고 열이 나거나 발진이 심할 때는 차가운 찜질이 효과적이다. 염증 부위에 대고 피부를 진정시킨 다음 의사에게 치료를 받아야 한다."

이다.

해로운 중금속 성분이 다량 포함된 황사 먼지는 일반 먼지보다 입자가 작다. 그래서 모공에 더 쉽게 파고들어 잘 닦이지 않는다. 당연히 피지 분비를 방해하고 피부 트러블을 유발시킨다. 황사 성분들이 모공을 막으면 평소에 없던 여드름도 생기게 되는데, 이것이 일명 '황사 여드름'이다. 황사 여드름은 중금속 등 유해물질이 포함된 황사의 미세먼지가 모공을 막아 염증을 일으키는 것. 피지선이 몰린 T존에 특히 잘 생기는데, 함부로 손을 대다가 2차 염증이 생기기도 한다.

여드름을 감추기 위해 화장으로 덧바르는 경우가 많지만, 황사 먼지와 화장품의 유분이 엉겨 모공을 막으면 더욱 심각한 염증을 유발할 수 있으므로 주의해야 한다.

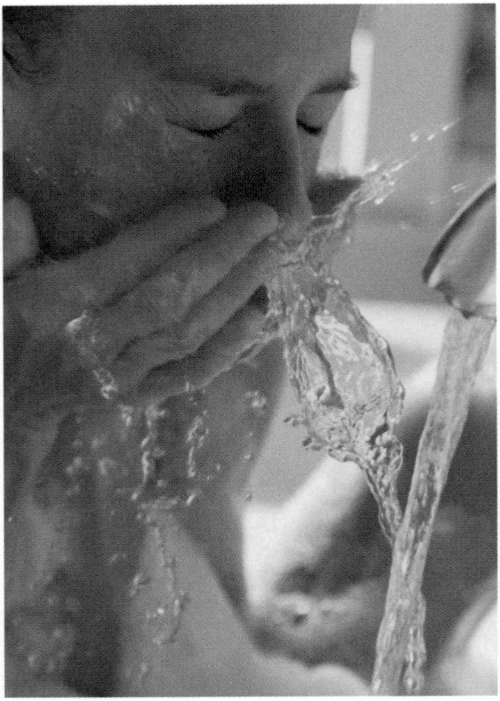

황사는 알레르기로 인한 접촉성 피부염을 일으키기도 한다. 알레르기 질환은 특정 물질이 특정 체질에만 반응하는 질환이지만, 황사에 포함된 중금속의 농도가 심한 경우에는 대상의 제한이 없다. 일단 염증이 생기면 피부가 가렵고 벌겋게 부어오른다.

심하면 물집이 생기거나 진물이 나오기까지 한다. 시일이 지나면 서서히 가라앉으면서 마치 밀가루처럼 건조한 부스러기가 나타난다.

황사로 인한 접촉성 피부염은 치료 시기가 늦어지면 온몸으로 퍼지거나 만성질환이 될 수 있다. 2~3일이 지나도 피부염이 낫지 않거나 심해지면 반드시 전문의를 찾아가야 한다.

tip

외근직 여성, 공해와 오염물질로부터 피부를 보호하려면?

황사뿐만 아니라 자동차의 매연, 꽃가루, 먼지 등 도심에서 쉽게 노출되는 각종 오염물질로부터 피부를 지켜내려면 다음 두 가지 원칙을 기억하자.

외출 전 보습 수분은 피부 안전막이다. 피부가 건조한 상태에서는 모든 종류의 자극에 훨씬 더 많은 손상을 입게 된다. 특히 미세먼지가 많고 바람이 강하게 부는 계절에는 보습로션을 충분히 바르고 외출해야 한다.

외출 후 세안 오염물질이 피부에 남으면 트러블을 일으킨다. 철저한 세안과 목욕이 필수. 얼굴, 손, 목, 등 바깥에 직접 노출되는 부위는 반드시 씻어야 한다. 세안은 자극이 적은 클렌징 폼이나 비누로 충분히 거품을 내어 씻은 후, 피부온도보다 약간 낮은 미지근한 물로 여러 번 헹굴 것. 콧등, 눈썹 사이, 입 주변 등 무심코 지나치기 쉬운 곳까지 꼼꼼하게 세안한다.

episode · 2
섹시한 옷의 비밀

뉴욕에서 꽤 알려진 홍보전문가인 사만다는 섹시하면서도 프로페셔널 해 보이는 의상을 즐겨 입는다. 가슴과 등이 파인 슬리브리스 톱, 허벅지 실루엣이 그대로 드러나는 타이트한 미니스커트, 물론 하이힐은 필수다. 외근과 미팅이 잦은 그녀는 이런 차림으로 뉴욕의 거리를 활보한다. 종종 유명 인사들을 잔뜩 초청해 파티나 이벤트를 열기도 한다. 풀 사이드 파티라도 열었다가는 따가운 햇볕을 하루 종일 쬐어야 할 것이다.

얼굴에는 자외선 차단제를 꼭꼭 챙겨 바르면서 드러난 몸은 신경 쓰지 않는 사람이 많다. 그러나 얼굴은 물론 몸의 피부, 두피, 머리카락도 햇빛에 손상을 입는다. 특히 여름에는 슬리브리스 상의를 입는 경우가 많아 어깨에 잡티가 잘 생긴다. 네크라인 위로 드러나는 목과 가슴 위쪽 피부도 문제다. 특히 목은 피부가 굉장히 얇기 때문에 햇빛을 받으면 벌겋게 달아오르고 주름이 생기기 쉽다.

몸에도 자외선 차단제를 충분히 발라야 한다. 손이 잘 닿지 않는 등에도 쉽게 바를 수 있는 스프레이 타입의 자외선 차단제를 이용하면 편리하다. 머리카락에 사용하는 헤어 전용, 민감한 눈가와 입술에 바르는 아이 전용 제품들도 시중에서 쉽게 찾아볼 수 있다.

바닷가에 간다면 자외선 차단제를 귀 위쪽에도 발라야 한다. 남자들, 또는 머리가 짧은 여자들 중에 피서 철 귀 위에 화상을 입고 피부과를 찾는 경우를 종종 본다. 골프 같은 야외 스포츠를 즐기는 사람이라면 얼굴의 양 옆쪽 피부를 신경 써야 한다. 모자로도 잘 가려지지 않는 곳인데다, 땀이 흐르면 자외선 차단제가 쉽게 씻기는 부위다. 여성에 비해 상대적으로 피부 관리에 소홀한 남성 골퍼들을 보면 얼굴 옆 부분의 색소침착과 피부 노화 증세가 심한 경우가 많다.

타이트한 옷과 스타킹, 발을 조이는 딱딱한 하이힐도 피부에 좋지 않은 영향을 미친다. 혈액순환이 저하되면 피부세포에 영양분이 제대로 공급되지 못하여 재생력이 떨어지고 노화가 촉진되기 때문이다. 가장 흔한 증상은 굳은살이다. 굳은살은 죽은 세포가 쌓인 것인데, 굽이 높고 꽉 조이는 신발을 신어서 혈액순환이 둔화되고 압력이 높아지면 죽은 세포는 계속 쌓이게 된다.

외근 또는 운동갈 때, 어떤 자외선 차단제 바를까?

장소	자외선반사율(%)	자외선차단제 사용법
잔디밭	1~2	SPF 10, PA+
테니스코트	4~5	SPF 10~30, PA++(팔, 다리에도 바를 것)
콘크리트	5~10	SPF 10~30, PA++
모래밭	15~20	SPF 30 이상, PA++ 또는 PA+++
스키장	80~90	SPF 30 이상, PA++ 또는 PA+++
수면	10~100	SPF 30 이상, PA+++(모자, 타월도 함께 사용)

해결책은 정반대의 조건을 만드는 것이다. 굽이 낮고 패드가 있는 말랑말랑한 신발을 신으면 증상이 호전된다. 여름철이라면 발을 조이지 않는 조리나 슬리퍼를 신는 것이 도움이 된다.

꾸준한 각질 관리도 중요하다. 발바닥의 각질을 억지로 뜯어내는 경우가 많은데, 각질은 뜯어내면 계속 생기게 마련이다. 보습제를 매일, 충분히 바르는 것이 올바른 각질관리 방법이다. 족욕이나 발 마사지와 병행하면 혈액순환이 촉진되어 발이 한결 부드럽고 촉촉해진다.

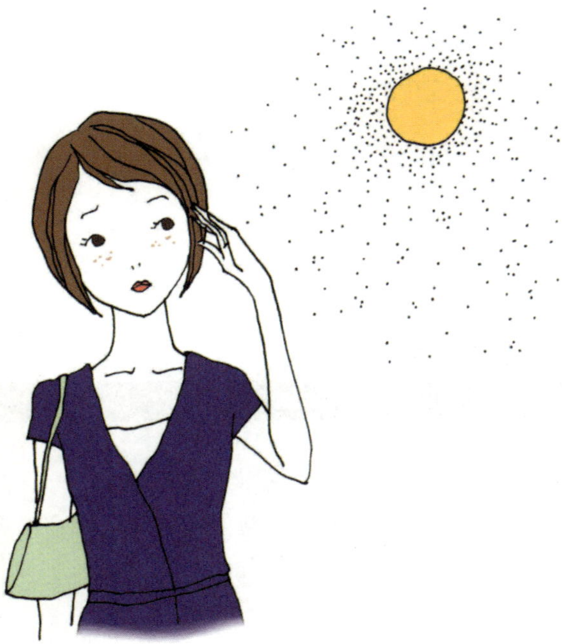

episode · 3 격렬한 운동, 격렬해진 피부

사만다는 40대 초반의 나이에도 불구하고 탄탄한 복근과 부러운 팔 근육을 갖고 있다. 조깅이나 수영 외에도 강도 높은 웨이트 트레이닝을 하고 있을 것이다. 적당한 운동은 혈액순환을 원활하게 하고 신진대사를 활성화시켜 피부를 건강하게 한다. 그런데도 헬스클럽이나 수영장에 다녀오면 왠지 피부가 더 거칠어져 보이는 이유는 뭘까? 나이보다 늙어 보이는 피부를 가진 운동선수가 많은 것은 무엇 때문일까?

그 원인은 자외선, 땀, 유해산소에 있다. 운동선수는 자외선에 장시간 노출되기 쉽고, 땀을 씻어내지 못한 채 계속 운동을 해야 하며, 한계치를 넘나드는 운동 강도로 인해 몸에서 다량의 유해산소가 만들어진다. 그러나 일반인의 경우 운동은 실보다 득이 훨씬 많다. 약간의 주의만 기울이면 운동을 통해 몸과 피부를 더욱 건강하고 아름답게 가꿀 수 있다.

등산, 골프, 스키 등 야외 스포츠를 좋아한다면 철저한 자외선 차단은 아무리 강조해도 지나침이 없다. '덕지덕지' 라는 느낌이 들 정도로 넉넉하게 발라야 한다. 메이크업을 두껍게 하면 어느 정도 자외선이 차단된다고 믿는 사람이 많은데, 이는 사실이 아니다. 화장할 시간에 자외선 차단제를 충분히 바르고 챙이 있는 모자를 쓰자.

운동하러 나갈 때는 거울을 보지 않고도 수시로 덧바를 수 있는 스틱형이나 스프레이형의 자외선 차단제를 반드시 휴대해야 한다. 단, 스틱형 자외선 차단제의 경우 놓치는 부분 없이 세심하게 바르지 않으면 라인 형태로 빈 공간이 생기면서 그 부위만 타게 된다. 꼼꼼하게 바르는 것도 중요하다.

스키나 스노보드를 탈 때는 자외선 차단과 보습에 이중으로 신경 써야 한다. 차갑고 건조하며 바람이 많이 부는 상황은 피부 손상을 두 배 이상 심화시킨다. 겨울철 스키장을 다녀온 후 동상에 걸린 줄 알고 피부과를 찾는 환자 중 대다수가 '화상' 환자들이다. 자외선 차단제를 제대로 챙겨 바르지 않았다가 일광화상을 입은 것이다.

실내수영장 역시 안전지대는 아니다. 실내수영장의 유리창은 자외선을 그대로 통과시킨다. 또한 수영을 자주 하다 보면 피부가 건조해지기 쉽다. 물기가 증발하면서 피부 속 수분이 더 많이 빠져나가기 때문이다. 따라서 수영장

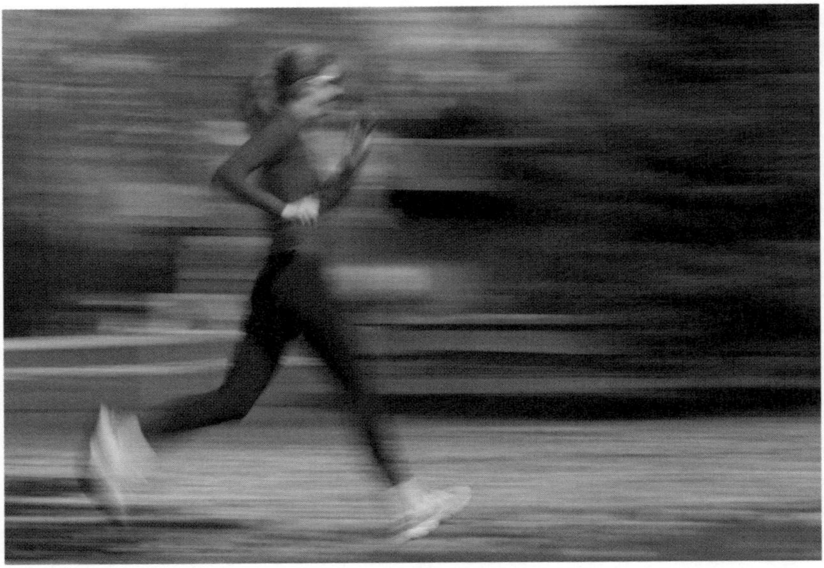

을 다닌다면 보습제를 열심히 발라야 한다. 아토피가 심한 환자라면 수영은 피하는 것이 바람직하다.

어떤 운동이든, 운동을 한 후에는 되도록 빨리 땀을 씻어내야 한다. 땀 자체가 피부에 자극을 주기 때문이다. 그러나 샤워할 때마다 비누를 사용하면 피부가 건조해지기 쉽다. 물만으로도 땀은 잘 씻겨 진다. 운동 후의 샤워는 뜨겁지 않은 물로, 5분 이내에 간단히 끝내는 것이 좋다.

그럼에도 불구하고 땀을 흘리는 유산소 운동은 피부 노화 방지에 큰 도움이 된다. 운동을 열심히 한 후 거울을 보면 피부가 팽팽하게 올라붙은(lift-up) 느낌을 받게 된다. 피부과에서 탄력 치료를 받을 때 적당한 운동을 병행하면 시너지 효과를 볼 수 있다.

tip

운동 후, 햇빛에 화상을 입었다면

일광화상은 피부의 가장 겉 부분인 표피만 손상되는 경우가 대부분이다. 주로 느끼는 증상은 피부가 벌겋게 달아오르는 것. 만졌을 때 열이 나기도 한다. 심하면 통증을 동반하는 경우도 있다. 다음은 일광 화상을 입었을 때 집에서 간단하게 대처하는 법이다.

1 냉찜질 차가운 물이나 얼음을 싼 수건으로 냉찜질을 한다. 피부 온도를 낮추는 게 급선무.

2 진정 팩 시원한 오이나 감자를 썰어 붙이거나, 녹차를 우려내어 차갑게 식힌 물을 화장솜에 적셔 얼굴에 올려놓는다. 시중에서 파는 수분 팩, 진정 팩도 효과적.

3 소염진통제 위의 방법으로도 증상이 완화되지 않으면 소염진통제를 복용한다. 피부의 염증이 줄고 통증의 정도와 시간을 감소시킬 수 있다.

4 물 피부에 수분이 손실되어 있는 상태이므로 물을 자주, 많이 마실 것. 또한 수분이 풍부한 과일과 채소를 충분히 섭취한다.

plus + info

자외선 B와 비타민 D

햇빛을 너무 안 쬐어도 곤란하다. 자외선 B는 비타민 D 합성에 필수적이기 때문. 비타민 D는 칼슘과 인이 뼈에 침투하는 것을 돕고 핏속의 칼슘량을 조절하는 작용을 한다. 암을 예방하는 역할도 한다. 따라서 맑은 날 5~10분 정도는 일광욕을 하는 것이 건강에 도움이 된다.

성인의 하루 비타민 D 권장량은 200IU. 이는 신체 면적의 6% 정도인 얼굴을 0.25~0.5MED(1MED는 홍반을 일으킬 수 있는 최소량)의 자외선 B에 노출시켜 얻을 수 있다.

그러나 자외선 복사량은 지역에 따라 차이가 크다. 예를 들어 서울은 강릉에 비해 자외선 복사량이 1/4밖에 안 된다. 여름철이라면 강릉에서는 7분, 서울에서는 19분 동안 햇볕을 쬐어야 하루에 필요한 비타민 D 권장량을 합성할 수 있다.

비타민 D 합성을 위한 1일 적정 햇빛 노출 시간

지역 \ 계절	봄	여름	가을	겨울
강릉	9	7	13	24
서울	21	19	29	46

(단위 : 분, 오후 2시 기준)

episode · 4

하필 이럴 때!

홍보대행사 사장인 사만다에게 프레젠테이션은 일상이다. 자신의 고객을 대중과 매스컴에 알리는 것이 그녀의 업무. 늘 기자들을 만나며, 유명 인사가 있는 곳이라면 어디든 찾아간다. 종종 클라이언트를 위해 대규모의 파티나 행사를 열기도 한다. 미국 전역에 호텔을 갖고 있는 기업인이나 루시 리우 같은 영화배우를 찾아가 홍보를 맡겨달라며 설득을 하기도 한다.

이렇게 중요한 프레젠테이션이 있는 날, 아침에 일어나니 커다란 뾰루지가 돋아 있다면? 문제는 스트레스다. 현대인들은 각종 스트레스에 시달린다. 스트레스에 직면하면 피부는 면역체계, 색소체계, 내분비체계, 생물학적 대사반응 등을 통해 이에 대처하게 되는데 이들 중 가장 중요한 것이 내분비체계에 의한 반응이다.

내분비체계는 뇌하수체와 부신에서 나오는 호르몬이 중심 축 역할을 한다. 이들 기관에서 분비되는 호르몬은 개개의 세포들이 활동하는 대사 작용의 근간이 되는 동시에 신체 리듬의 항상성을 유지시켜 준다. 피부의 탄력과 생동감, 피부의 색소침착과 투명도를 결정하는 것도 이들 호르몬의 일이다. 육체적 · 정신적 스트레스가 누적되면 이러한 방어기전이 제대로 작동하고 반응하지 않게 된다.

이 때문에 피부가 거칠고 칙칙해지며 탄력을 잃게 된다. 또, 스트레스가 쌓이면 피부는 스트레스에 저항하는 과정에서 피부에 저장되어 있던 에너지가 과다하게 소비되어 피부가 건조해진다. 피로해진 피부는 피부 내부의 자율 신경 조절 섬유들이 균형을 잃어 외부 자극으로부터 더욱 민감하게 반응하게 되고 유, 수분의 균형이 깨져 트러블이 심화된다. 피부의 근육 섬유가 탄력을 잃고 단단하게 경직되어 잔주름을 유발하게 된다.

doctor says

"짜지 마세요, 제발!"

뾰루지는 스스로 터질 때가 되지 않으면 좀처럼 터지지 않는다. 섣불리 건드리면 피부에 상처만 남긴다. 항염 · 진정 · 소독 효과가 있는 스폿 제품을 발라둘 것. 뾰루지 위에는 가능하면 메이크업을 하지 말아야 하며, 낮 동안에도 중간 중간 소독을 해 두는 것이 좋다. 가장 빠른 방법은 피부과에 가서 주사를 맞는 것이다.

최근 한 연구에 따르면 정신적 스트레스가 피부의 정상적인 기능을 감퇴시킴은 물론 상처를 치료하거나 질병과 싸우는 기능까지도 약화시킨다고 한다. 평소에는 멀쩡하다가도 중요한 시험, 발표, 과중한 업무 등 뭔가 일이 생기면 이마에 좁쌀만 한 여드름이 가득 나거나 커다란 뾰루지가 돋는 사람들이 있다. 스트레스를 받으면 색소, 습진, 염증 등이 모두 심해진다. 일이 끝나고 근심 걱정 없이 며칠 푹 쉬면 거짓말처럼 낫기도 한다.

평소 스트레스를 받지 않도록 노력하는 것이 중요하다. 또한 스트레스를 받더라도 금방 풀 수 있는 방법을 찾아야 한다. 긍정적으로 생각하고, 잠을 푹 자고 충분한 휴식을 취하며, 비타민과 무기질을 포함해 다양한 영양소를 골고루 섭취하도록 한다.

episode • 5
해외 출장이 두려운 이유

장기간의 비행기 여행은 피부를 지치게 한다. 비행기 안은 기압이 낮고 매우 건조하다. 창문을 통해 들어오는 자외선은 생각보다 강하다. 종종 두통이나 안구의 건조감을 느끼기도 한다. 좁은 의자에서 꼼짝 않고 오래 앉아 있어야 하기 때문에 혈액순환이 원활하게 되지 못하고 쉽게 피로를 느끼게 된다. 불편한 자세로 기내식을 먹으니 소화도 잘 되지 않는다. 다리와 발도 퉁퉁 붓는다.

출장길에 오르기 전 준비해야 할 것은 자외선 차단과 보습. 피부가 건조해지지 않도록 출발 전에 미리 수분크림을 듬뿍 발라두고, 특히 창가 자리에 앉는다면 출발 30분 전 자외선 차단제를 얼굴과 목 등 노출 부위에 꼼꼼히 발라준다. 메이크업은 되도록 하지 말 것. 건조한 공기 때문에 화장이 쉽게 갈라지고 들뜨게 되며, 화장품의 유분기 때문에 트러블을 일으킬 위험성도 높다. 또한 화장을 하면 비행기 안에서 수분제품 등을 덧바르기도 힘들다. 꼭 해야 한다면 비

비행기 탈 때 꼭 챙겨야 할 화장품

- 젤 또는 에센스 타입의 시트 마스크
- 미네랄 성분이 함유된 수분 미스트
- 덧바르기 편한 자외선 차단제
- 고보습 수분 크림
- 클렌징 티슈

tip

비크림 등을 이용해 최대한 가볍게 하는 것이 좋다.

비행기 안에서는 생수를 자주 마시고, 알코올이나 카페인 음료는 피하는 것이 좋다. 건조감이 많이 느껴질 때는 수분 미스트 제품을 뿌리면 어느 정도 도움이 된다. 미네랄 등 피부에서 수분이 빠져나가지 않도록 막을 형성하는 보습 성분이 함유된 제품을 선택할 것. 워터 스프레이는 절대 피해야 한다. 물을 뿌렸을 때는 순간적으로 시원하고 피부가 촉촉해지는 것 같지만, 이 물기가 피부에 덮여 있다가 증발하면서 피부 세포 안의 수분까지 함께 가지고 날아가기 때문이다. 워터 스프레이는 피부를 더 건조하게 한다.

호주, 유럽 등 비행시간이 10시간 가까이 되는 장거리 여행이라면 수분 미스트만으로는 부족하다. 이미 비행기 안에서 상당한 시간을 보낸 후라면 땀과 피지, 비행기 속 먼지 등 오염물질로 피부가 더러워져 있는 상태기 때문에 클렌징 티슈나 화장솜에 묻힌 토너로 간단히 얼굴을 닦아낸 다음 수분 크림을 듬뿍 발라준다.

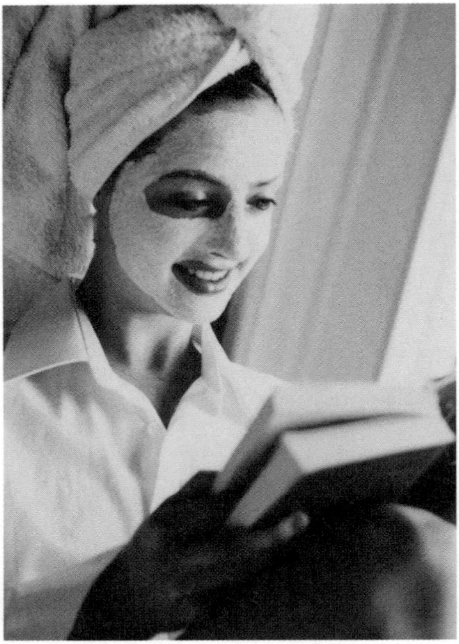

오랫동안 의자에 앉아 있다 보면 발과 다리가 붓기 쉬우므로 풋 크림을 사용해 수시로 마사지를 해 준다. 발에 꼭 맞는 신발은 혈액순환을 막고 다리를 더 붓게 하므로 따로 실내화

를 준비해 신으면 좋다.

미국 동부, 남아메리카 등 비행시간이 10시간을 넘는 먼 곳으로 갈 때는 지상에서 생활할 때처럼 꼼꼼하게 피부 관리를 해야 한다. 아예 비행기 화장실에서 메이크업 리무버와 클렌저로 화장을 말끔히 지운 후 토너, 에센스, 크림 등으로 평소 잠들기 전 피부를 손질할 때처럼 기초단계를 밟는다. 항공보안 규정 때문에 기초화장품을 제대로 준비하지 못했다면 간편한 시트 마스크로 대체할 수 있다. 클렌징 티슈나 토너를 적신 화장솜으로 얼굴을 닦아낸 후 시트 마스크를 부착한다. 너무 오래 붙이고 있거나 붙인 채로 잠이 들면 내용물이 말라버린 시트가 피부 속 수분을 빨아들이게 되므로 주의할 것. 15분을 넘기지 않도록 한다.

그러나 여행이나 출장 시 쉽게 피부가 나빠지는 것은 비행기 탓만은 아니다. 시차, 불규칙한 수면 시간, 생활리듬의 변화 역시 중요한 원인이 된다. 사람의 몸은 낮에 일하고 밤에 자도록 만들어졌다. 우리의 생체시계는 해가 뜨고 지는 것을 인식한다. 스튜어디스, 호텔리어, 도매상인 등 밤에 일을 많이 하는 직업을 가진 사람들에게 피부 트러블이 잘 생기는 이유다.

episode · 6
에티켓, 과도한 에티켓

사만다처럼 외근이나 미팅이 잦은 직업에 종사하는 사람들은 타인에게 좋은 인상을 주기 위해 신경을 쓰게 마련이다. 아침마다 다리와 겨드랑이의 보기 흉한 털을 면도하고, 수시로 향수와 데오드란트를 사용하며, 점심 때 먹은 삼겹살 냄새를 지우기 위해 머리카락과 옷에 탈취제를 뿌려댄다. 미팅 직전에는 화장실로 달려가 구강 청정제로 가글을 한 후 립스틱을 정성껏 고쳐 바를 것이다. 혹시 모를 노-메이크업 상황에서도 또렷한 인상을 갖기 위해 눈썹이나 아이라인 문신을 결심하기도 한다. 그러나 이런 것들이 피부와 인체에 안전할까?

몇 해 전 미국 국립직업안전연구소가 화장품에 함유된 화학물질의 위험성에 대해 미연방의회에서 발표한 보고서에 따르면, 각종 화장품에는 인체에 부정적인 영향을 줄 수 있는 8백여 종의 독성 화학물질이 들어 있다. 향수에는 자동차 부동액이나 니스 용해제로도 사용되는 이소프로필알코올이 들어 있는데, 이것은 증기를 흡입하면 두통이나 메스꺼움을 유발할 수 있는 물질이다. 치약이나 구강 청정제 성분으로 널리 사용되는 프로필렌글리콜은 뇌, 간, 신장 계통에 알레르기를 일으킬 수 있다.

시판되는 거의 모든 화장품과 손톱광택제 등에 들어 있는 몇몇 방부제는 포

름알데히드를 방출하는 물질이다. 헤어스프레이에 들어 있는 PVP/VA 중합체의 입자는 사람의 폐 속에서 이물질로 작용할 수 있다. 립스틱이나 매니큐어를 많이 바르면 유방암에 걸릴 위험이 커진다는 연구결과도 있다.

물론 이런 위험성들이 완전하게 확인된 것은 아니다. 특정 성분에 대한 알레르기가 있는 경우를 제외한다면, 사실 대부분의 사람에게는 문제를 일으키지 않는다. 그리고 문제가 없다면 계속 써도 무방하다. 하지만 내가 쓰는 화장품 속에 액티브한 성분이 있다면 자극을 일으킬 수 있는 여지는 항상 있다.

중요한 것은 내 몸과 피부가 보내는 '신호'에 귀를 기울이는 것이다. 아주 조금 따갑거나 가려운 증상도 무시하면 안 된다. 내 피부와 맞지 않는다는 신호이기 때문이다. 가려움을 무시하고 제품을 계속 사용하면 무의식중에 계속 긁게 되는데, 긁는 자극이 반복되면 피부가 거뭇거뭇하게 변한다. 가려움의 원인이 피부염에 있다면 더 말할 것도 없다. 조금씩 조금씩 피부염을 악화시키고 있는 것이다.

눈썹이나 아이라인 문신은 염료에 대한 알레르기가 없고 위생적으로 시술한다면 문제가 없다. 에스테틱에서 하는 문신 시술은 현행 국내법상 불법이므로 피부과 전문의를 찾아야 한다. 문신을 할 때 비록 적은 양이지만 출혈이 있기 때문에 감염의 위험을 무시할 수 없다. 병원에서는 1회용 바늘로 시술하고 알코올 소독을 하지만, 에스테틱이 이러한 원칙을 얼마나 철저히 지키고 있는지는 의문이다. 알코올보다는 자외선 소독기를 주로 쓰는 피부 관리실도 있기 때문이다.

완벽주의자 샬롯도 안심할 수 없다

미술관 큐레이터 일을 하다가 전업주부의 길로 들어선 샬롯. 그녀는 완벽주의자다. 늘 촉촉한 피부 상태와 자연스러운 메이크업, 단정한 헤어스타일을 유지한다. 가끔 욕실 문을 잠근 채 한 시간 동안 자신의 모공을 거울에 비춰 볼 정도로 피부에 관심이 많다. 아마 정기적으로 피부 관리실을 방문할 것이며, 밤마다 고가의 기능성 크림을 정성껏 바를 것이다. 그러나 완벽주의자에게도 약점은 있다. 실제로 피부과를 찾는 환자 중 상당수는 '피부에 너무 많은 정성과 관심' 을 쏟는 사람들이다.

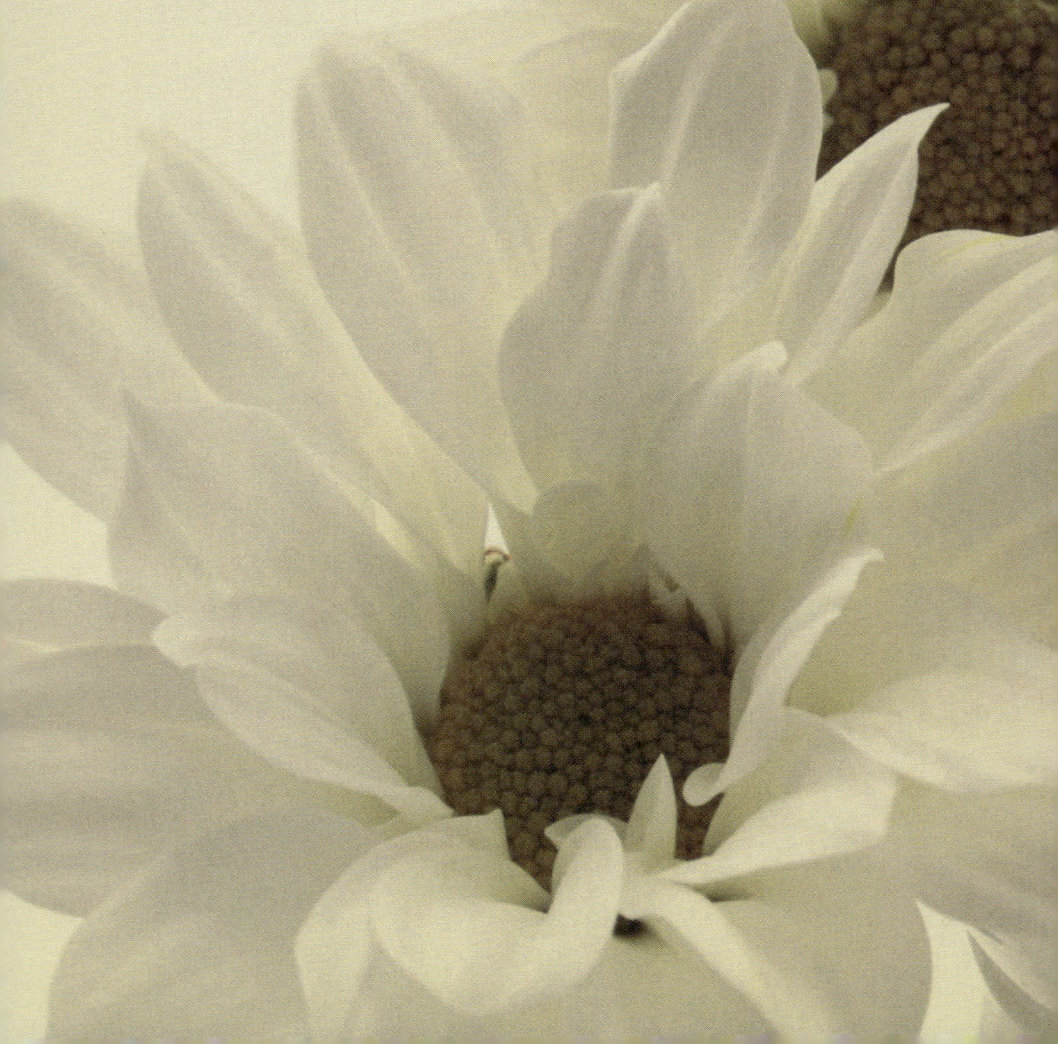

SKIN and the CITY

CHARLOTTE SEASON 4

화장품은 피부 위에 형성된 지층

메이크업을 한다는 것은, 미시적으로는 피부 위에 켜켜이 막을 쌓는 일이다. 공들여 화장한 당신의 얼굴 위에는 신기한 물질들이 잔뜩 덮여 있다. 립스틱, 파우더, 마스카라, 파운데이션, 아이 섀도 등의 붉고, 검고, 노리끼리한 갖가지 색조 위에 기름 성분의 막들이 층층이 쌓여 있는 것이다. 그 막 아래로는 하루 동안 피부가 스스로 생성해낸 각질, 땀, 피지 등이 가득하다.

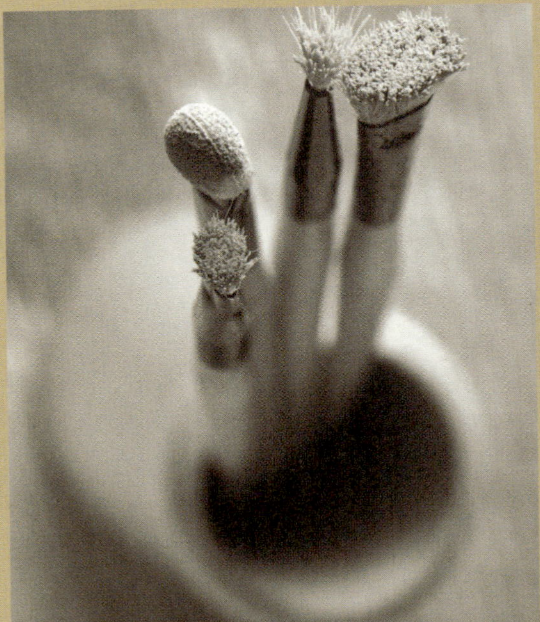

episode · 1

결벽증과 각질층

'화장은 하는 것보다 지우는 것이 중요하다' 는 말은 사실이다. 그러나 과유불급(過猶不及). 지나친 것은 모자란 것만 못하다. 〈섹스 앤 더 시티〉의 요조숙녀 샬롯과 같은 완벽주의자들의 특징 중 하나는 '이중세안' '모공세안' '각질관리' 에 대한 일종의 강박증을 갖고 있다는 것이다.

이중세안의 신화는 깨어질 수 없는 것인가? 메이크업의 유분기는 오일로만 지워진다는 게 사실일까? 아니다! 폼, 워터, 젤, 로션, 크림, 오일 등 어떤 타입의 클렌저도 유분기를 지울 수 있는 분자구조를 갖고 있다. 마스카라, 짙은 아이라인 등 눈 화장은 별도의 메이크업 리무버가 필요할 때가 있지만 베이스 메이크업은 수용성 세안제 하나만으로도 잘 지워진다.

평소보다 화장을 두껍게 한 날이라면 수용성 세안제로 두 번 세안을 하면 깨끗이 지워진다. 그러나 크림이나 오일 타입의 클렌저를 사용하고 있다면 수용성 세안제로 한 번 더 헹궈내는 게 좋다. 오일 베이스의 클렌저들은 메이크업을 지워주는 데는 효과적이지만 피부에 미끈거리는 막을 형성해 세안할 때 방해가 되기 때문이다. 화장이 충분히 지워졌다하더라도 지워 낸 잔여물이 피부에서 확실히 떨어져나가도록 하는 것이 중요하다.

지성 피부라면 오일베이스의 클렌저보다는 워터나 젤 타입의 클렌저를 선택하자. 그러나 화장을 많이 하는 편이라면 폼 클렌저를 추천한다. 워터나 젤 타입의 경우 유분 성분이 적게 함유되어 있어 화장품의 유분기를 충분히 끌어내 지우지 못하기 때문이다. 피지와 노폐물, 화장품 찌꺼기가 남아 모공을 막지 않도록 꼼꼼하게 헹구는 것도 중요하다.

그러나 염증이나 트러블로 피부가 붉어져 있다면 문지르는 것 자체가 자극이 되어 피부염을 악화시킬 수 있다. 자극을 주지 않도록 부드럽게 세안하고, 가능하면 아예 메이크업을 하지 않는 것이 좋다.

그렇다면 '모공 속까지 깨끗하게' 라는 광고 카피는 얼마나 믿을 수 있을까? 메이크업을 하면 모공 속으로 화장품 입자가 들어간다는 상상, 그리하여 모공 속까지 씻어내지 않으면 화장 찌꺼기가 그 안에 남아 있을 거라는 공포심에는 근거가 없다. 모공은 생각보다 작고, 색조 화장품의 입자는 생각보다 크다. 화장을 하면 메이크업 제품의 입자들이 모공 입구에 걸쳐져 있을 뿐이다. 모공을 꽉 메우고 있는 화이트헤드나 블랙헤드는 모공 속에서 자연스럽게 생겨난 피지가 굳어진 것이지 메이크업 잔여물과는 관계가 없다.

모공 속 피지를 '어느 정도' 빼낼 수 있는 방법은 있다. 스크럽 제품 등으로 모공 주변의 각질층을 벗겨내면 모공 상층부(입구 부근)의 피지가 밖으로 노출되므로 제거가 가능하다. 스팀타월 등으로 피부를 따뜻하게 릴랙스시키면 모공이 열려 노폐물이 더 잘 빠져나온다. 모공이나 각질을 치료할 때 피부과에서 스티머(steamer)를 사용하는 것도 그러한 이유에서다.

그런데 각질은 꼭 인위적으로 제거해야 하는 것일까? 그렇지 않다. 우리 눈에는 보이지 않지만 각질은 항시 떨어져 나가고 있다. 각질은 저절로 제거되는 것이 이상적이다. 각질 자체도, 각질이 떨어져 나가는 것도 눈에 보이지 않는 것이 정상적인 상태인 것이다. 눈에 보이기 시작하면 피부가 정상에서 벗어났다는 신호. 이를 다시 정상화시키기 위해 하는 것이 각질 제거다.

때로는 각질을 치료 목적으로 벗겨내기도 한다. 각질층을 인위적으로 벗겨내 그 아래에 있는 피부층이 새로운 세포를 만들어내도록 유도하는 것이 '필링(peeling)' 이다. 필링 중에서도 가벼운 필링(light peeling)을 '스케일링(scaling)' 이라고 하는데, 사실 이는 의학적으로 맞는 표현은 아니다. 치석을 제거하여 치아를 건강하게 하는 것을 치아 스케일링이라고 하니, 각질을 제거하여 피부를 건강하게 하는 것을 피부 스케일링이라고 하자는 아이디어가 그 기원이다. 일반인의 이해를 돕기 위해 만들어진 용어인 셈이다.

정상적인 상태의 피부 각질층은 약 1개월을 주기로 탈락과 재생을 반복한다. 묵은 각질이 떨어져 나가고 새로운 각질이 생겨난다. 그러나 피부의 신진대사가 원활하지 못하면 이 주기가 길어지고, 묵은 각질이 눈에 보이게 된다. 피부가 칙칙해지고 화장이 잘 먹지 않는 것은 이 때문이다. 이럴 때는 적절한 각질 관리가 필요하다.

문제는 '적절한' 에 대한 판단이 개인마다 모두 다르다는 것이다. 특히 피부 관리에 공을 들이는 사람일수록 '적절한' 의 기준을 높게 책정하는 경우가 많다. 각질 관리에 있어 '적절한' 순간은 '모자란 듯한

doctor says

"화장솜과 여드름 약은 최악의 궁합"

화장솜은 여러 모로 유용한 도구다. 그러나 여드름 약과는 절대로 함께 사용하지 말 것. 화장솜에 여드름 약을 듬뿍 발라 얼굴에 붙여 놓았다가 봉변을 당하는 경우가 종종 있다. 마치 일광화상을 입은 것처럼 화장솜 모양의 네모난 자국이 남는다. 약은 팩이 아니다. 여드름 약은 여드름이 난 부위에만 발라야 한다.

데, 이 정도면 될까?' 라는 마음이 드는 때라고 보면 틀림이 없다. 각질 제거는 할 수 있는 한 약하게 하는 것이 바람직하다. 알갱이가 큰 스크럽제는 분명 피부에 자극을 준다. 살구 씨, 곡물가루 같은 천연 재료가 인기를 끌고 있는데, 이것들은 각질 제거 효과는 훌륭하지만 입자가 굵어서 얼굴에 사용하기에는 자극이 심하다. 알갱이가 작고 둥근 스크럽제를 선택해 부드럽게 각질을 제거하는 것이 좋다.

피부가 얇은 편이라면 주 1회, 두꺼운 피부라도 주 2회가 적정 횟수다. 또한 각질이 잘 생기고 화이트헤드나 블랙헤드가 많은 콧방울 주변도 세게 문지르지 않도록 주의하자. 과도한 각질 제거 후 코 주변이 빨개져서 피부과를 찾는 환자들을 종종 볼 수 있다.

모든 사람이 스크럽제를 사용해야 하는 것은 아니다. 매일 아침저녁으로 토너를 화장솜에 묻혀 바르는 것만으로도 효과를 볼 수 있다. 살리실릭산(salicylic acid) 등 각질 제거 효과가 있는 성분이 미량 함유된 토너를 화장솜에 묻혀 피부결을 따라 부드럽게 닦아내듯 마찰시키면 묵은 각질이 효과적으로 떨어져 나간다. 냉장고 안에 유통기한을 넘긴 우유가 있다면 천연 각질제거제로 활용할 수 있다. 우유의 젖산이 필링효과와 보습효과를 주기 때문. 미지근한 물에 풀어 세안하면 된다.

각질층은 우리 피부에 꼭 필요하다. 각질층은 자외선을 비롯한 각종 화학적 · 물리적 손상으로부터 피부를 보호해주며 피부의 습도를 유지하는 보습작용을 한다. 제거되어야 할 것은 제때 탈락하지 못하고 남아 있는 묵은 각질이지, 각질층 자체가 아니라는 사실을 기억하자.

각질 제거 성분이 고농도로 함유된 화장품을 매일 바르거나, 때수건을 얼굴에 대거나, 알갱이가 굵은 스크럽으로 마구 문지르는 것은 내 피부를 '무장해제' 시키는 위험천만한 행동이다.

plus + info

화장품은 어떻게 피부 속으로 들어갈까?

피부 표면에 도포한 화장품의 유효성분이 피부 속으로 들어가는 루트는 크게 세 가지다. 첫째 모공을 통해서, 둘째 땀구멍을 통해서, 셋째 세포 사이사이를 통해서다. 최근에는 테크놀로지의 발전으로 세포막을 직접 뚫고 유효성분을 침투시키는 기계들이 개발되고 있다. 피부과 시술에 이용되는 이온자임, 도자 등의 장치가 그것. 그러나 이렇듯 직접적인 침투 장치를 써도 흡수량은 제한적이다. 아무리 좋은 성분을 함유하고 있더라도 화장품을 바르는 것만으로는 유효성분의 효과적인 흡수를 기대하기 어렵다.

화장품의 흡수력을 높이는 방법
많은 양을 바르는 것보다, 흡수가 잘 될 수 있는 환경을 마련한 후 바르는 것이 중요하다.

1 수분 공급 세안 후 화장수를 발라 피부에 충분한 수분을 준 다음 에센스를 바르면 효과적이다. 젖은 종이에 잉크가 더 잘 번지는 것과 같은 원리다.

2 랩핑 화장품을 도포한 후 마스크 타입의 제품으로 얼굴을 덮어주거나 따뜻한 손바닥으로 가볍게 감싸주면 유효성분의 침투를 도와준다.

3 각질제거 · 스팀타월 스크럽제로 묵은 각질을 제거하거나 스팀타월로 모공을 확장시켜 준 후 화장품을 바르면 흡수력을 높일 수 있다.

episode · 2

과잉의 시대

피부건강의 측면에서만 보자면, 샬롯은 〈섹스 앤 더 시티〉의 네 명의 주인공 중에서 가장 이상적인 라이프스타일을 갖고 있다. 매일 아침 조깅을 하고, 커피나 패스트푸드 대신 신선한 제철 식재료로 직접 요리한 음식을 먹는다. 술이라고는 가끔 칵테일 한 잔 마시는 게 전부. 담배를 혐오한다. 간혹 스트레스가 쌓이면 정신과 전문의를 찾아가 상담을 받거나 전문가의 강연을 들으며 스트레스의 원인을 규명하려고 애쓴다. 직장을 그만두고 전업주부가 된 후에도 늦잠을 자거나 자기관리에 소홀해 본 적이 없다. 원칙을 신봉하며, 노력과 정성의 효과를 믿는다.

샬롯의 화장대 위에는 토너, 에센스와 세럼, 로션, 크림, 아이크림, 마사지 크림, 팩, 여기에 주름개선이나 화이트닝과 같은 각종 기능성 화장품들이 가지런히 정렬해 있을 것이다. 세안을 마치고 화장대 앞에 앉은 그녀는 이 수많은 화장품들을 제품 설명서나 백화점 점원, 피부관리사가 알려준 방법과 순서대로 정성껏 바르기 시작할 것이다. 실수로 하나라도 빼먹으면 왠지 불안해진다. 당장 내일 아침에라도 피부가 푸석푸석해질 것만 같다.

에센스, 세럼, 로션, 크림 등은 구성성분의 함량비와 제형의 특성에 따라 붙여진 이름에 불과하다. 본질적으로 그것들은 모두 '모이스처라이저'다. 진

밥, 된 밥, 죽이 모두 본질적으로는 '밥' 인 것과 마찬가지다. 밥의 주된 기능은 열량공급이다. 물론 추가적인 영양 섭취를 원할 때는 콩이나 팥 같은 잡곡을 섞은 밥을 먹기도 한다. 주름제거나 화이트닝 효과를 얻고 싶을 때 기능성 에센스를 바르는 것과 비슷한 이치다.

그러나 죽, 진 밥, 된 밥, 콩밥, 팥밥을 한꺼번에 다 먹을 필요는 없다. 소화능력, 영양 상태, 위장의 컨디션에 따라 내 몸과 입맛이 원하는 밥을 골라 먹으면 된다. 화장품 역시 피부 타입과 상태, 부위에 따라 필요하고 적합한 것을 골라 융통성 있게 사용하면 된다.

우선, 토너는 세안 후 혹시라도 남아 있을지 모르는 잔여물을 제거하고 피부에 수분을 공급하는 역할을 한다. 화장을 자주 하는 사람이라면 토너를 클렌징의 연장으로 이해하고 피부를 자극 없이 깔끔하게 닦아주는 순한 토너를 사용하는 게 좋다. 보습제가 함유된 촉촉한 타입의 토너를 사용하고 있다면 로션 하나 덧바르는 것만으로 데일리 케어를 마무리할 수 있다.

에센스, 세럼, 로션이나 에멀전, 크림 등은 기본적인 성분 구성에서 별 차이

doctor says

"자외선 차단제도 기초화장품이다"

현재 내가 사용하고 있는 기초화장품을 공개하자면, 토너–화이트닝 에센스–링클 케어 에센스–자외선 차단 성분이 함유된 크림–자외선 차단제 2개이다. 일광욕과 골프를 즐기는 데다 색소침착이 잘 생기는 피부이기 때문에 자외선 차단을 철저히 하는 편. 아침에는 묽은 크림 타입의 자외선 차단제 위에 좀 더 뻑뻑한 제형의 자외선 차단제를 덧바르고, 낮 동안에는 수시로 스틱형 자외선 차단제를 발라준다. 주름이 생기기 쉬운 눈가에도 꼼꼼하게 바른다. 자외선 차단제는 선택사항이 아니다. 기초화장품이라고 생각하고 매일 사용해야 한다.

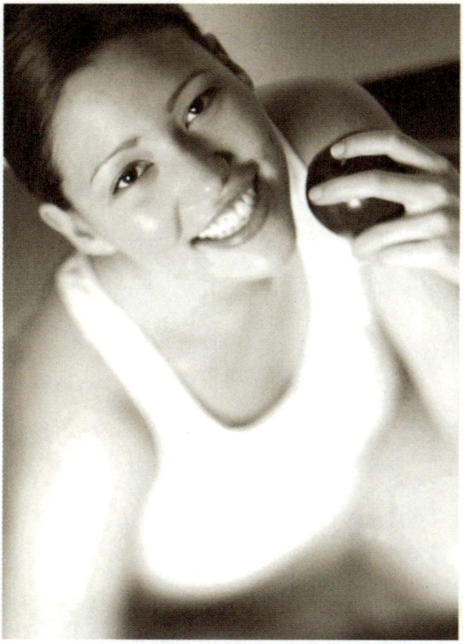

가 없다. 수분 함유량이 다르고, 에센스나 세럼 같은 경우 영양 성분이 고농축 되어 있다는 것 뿐이다.

주름케어나 화이트닝이 꼭 필요하다고 생각되면 기능성 성분이 들어간 에센스를 장만하되, 모이스처라이저로서의 역할도 동시에 충실히 수행할 수 있는지 따져 보는 게 실속 있다. 보습성분이 제대로 들어간 에센스라면 이 하나만으로 모이스처라이징 단계를 끝낼 수 있다. 그러나 보습력이 약하다면 따로 로션 등으로 보충해 주어야 한다.

전문가가 아닌 다음에야 성분표만 보고 화장품을 고르는 건 불가능하다. 그래서 테스트와 관찰이 필요하다. 화이트닝 에센스 하나만 발라도 얼굴이 땅기지 않는다면 그것 하나로 충분하다.

하지만 계절이나 그 날 그 날의 컨디션에 따라, 또 얼굴 부위에 따라 달라질 수 있다. 에센스 하나만으로 건조감이 느껴진다면 로션이나 크림을 덧바르면 된다. 빰이나 눈가, 입가에만 바르고 T존은 그대로 두어도 무방하다. 땅김이나 불편함이 전혀 느껴지지 않는다면 세안 후 아무 것도 안 바르고 자도 괜찮다.

피지 분비가 적은 건성 피부라면 유분 함유량이 적절하면서 보습성분이 많이 함유된 모이스처라이저가 바람직하다. 건성 피부라도 미끈거릴 정도로 유분이 많은 화장품을 바르면 모공이 막혀 트러블이 생길 수 있다. 피지가 많은 지성 피부라면 아무 것도 안 바르는 것이 원칙.

그러나 상황에 따라, 부위에 따라 건조감이 느껴진다면 오일프리(oil-free) 또는 오일 컨트롤(oil-controlling) 모이스처라이저를 선택적으로 사용하는 게 좋다.

tip

세안 후 피부가 땅기면 건성피부?

평상시에는 안 땅기다가 세안 후 심하게 땅긴다면 오히려 지성피부일 가능성이 높다. 세안으로 인해 피부 위의 기름기가 한꺼번에 제거되면서 상대적으로 갑자기 건조하다고 느끼는 것일 뿐이다. 자신의 피부 타입을 정확하게 알고 싶다면 세안 후 30분 동안 아무것도 바르지 말고 기다려 보자. 땅기는 느낌이 없어졌다면 건성피부가 아니라는 뜻.

episode · 3
자연, 천연, 식물성, 유기농의 **함정**

너도나도 자연주의, 천연, 식물성, 유기농을 주장하는 시대다. 피부에 공을 들이는 사람일수록 이런 주장에 귀 기울이게 마련이다. 비싼 값을 주고 유기농 제품을 구입하게 되고, 때로는 많은 시간과 노력을 들여 손수 천연 화장품을 만들어 쓰기도 한다. 그러나 식물성 화장품, 천연 화장품은 절대적으로 피부에 좋은 것일까? 합성 원료는 무조건 피부에 유해한 것일까?

일단, 비슷한 개념으로 오용되고 있는 자연주의, 천연, 식물성, 유기농 화장품의 뜻부터 정확히 알아야 한다. 자연주의 화장품 또는 천연 화장품은 천연 원료를 사용하여 완제품에서도 천연 원료의 성분이 그대로 유지되는 제품을 뜻한다.

천연 원료란 흙, 나무, 바다 등 자연에서 난 천연 성분의 원료를 의미한다. 식물성 화장품은 천연 원료 중에서도 식물을 원료로 만든 화장품이다. 유기농 화장품은 화학 비료나 제초제, 살충제 등을 사용하지 않고 자연의 법칙에 따라 생산된 농작물 원료로 만들어진 제품을 말한다.

그러나 자연주의나 천연, 식물성을 내세우는 제품들이 합성 성분이나 화학 성분을 전혀 함유하지 않는 것은 아니다. 이런 화장품에도 방부제와 보존제, 습윤제, 계면활성제, 용해제, 향료 등이 들어간다.

천연 원료에서 추출한 극히 미량의 성분을 내세워 자연주의 화장품이라 부풀려 광고하는 예는 부지기수다. 또한 유기농 화장품이라 할지라도 모든 원료가 유기농으로 재배되는 것은 아니다. 유기농은 농작물을 전제 조건으로 한다. 즉, 원료 중 농작물이 아닌 것은 유기농일 수도, 유기농일 필요도 없는 것이다.

게다가 농작물 원료의 100%가 유기농인 것도 아니다. 국제적으로 신뢰를 받는 유기농 인증기관 중에서도 가장 까다롭다고 알려진 미국 농림부(USDA)의 유기농 화장품 인증 규정을 보면, 농작물 원료의 70%만이 유기농이어도 '유기농 원료로 만들어진 제품(Made with Organic Ingredients)' 이라고 명기할 수 있게 되어 있다.

자연, 천연, 식물, 유기농이면 무조건 좋다는 생각에는 근거가 없다. 식용 올리브 오일을 나이트 크림 대신 바르고 자는 게 피부에 더 좋을까? 레몬즙을 비타민 C 에센스 대신 사용할 수는 없는 노릇이다. 살구, 딸기, 키위 같은 과일로 팩을 만들어 썼다가 트러블로 고생하는 경우도 적지 않다. 제대로 된 화장품이라면 그것이 함유하고 있는 성분이 피부에 유효한지, 얼마나 효과가 있는지, 피부에 자극을 주지 않는 안전한 것인지가 과학적으로 검증되어야 한다.

가장 현실적이고 손쉬운 검증 방법은 화장품을 만든 회사가 믿을 만한 곳인지 따져 보는 것이다. 자체 연구소를 갖고 있는 공신력 있는 회사의 제품을 선택하는 것이 바람직하다.

원료와 성분의 효능과 안전성을 철저히 검사하고 오랜 기간을 거쳐 검증된 데이터를 바탕으로 개발한 화장품이라면 일단 자격을 갖춘 셈이다. 입소문을 통해서만 근근이 알려진 제품, 방문판매나 일부 피부 관리실을 통해서만 살 수 있는 제품은 권하고 싶지 않다.

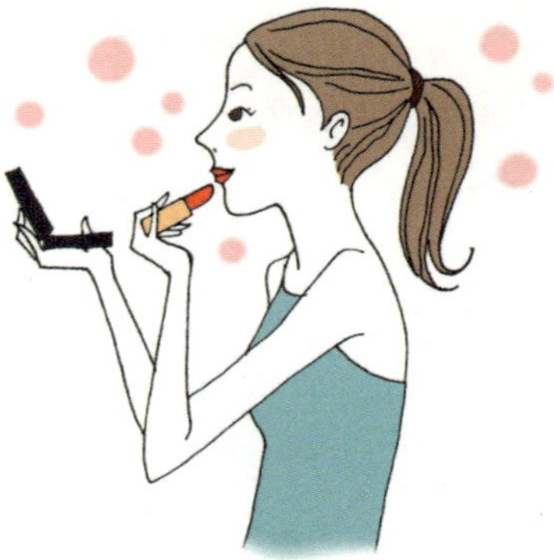

tip

유기농 화장품, 인증 마크를 확인하자

'Organic' 이라는 문구와 함께 국제적으로 공인된 유기농 인증기관이 부여하는 인증 마크가 화장품 용기와 패키지에 표시되어 있다면 일단 믿고 살 수 있다.

USDA 농산물 제품에 대한 기준을 규제하는 미국 농림부. 최근까지 식품에만 유기농 인증을 허용했으나, 이제 스킨케어 제품에도 식품과 동일한 인증 기준을 적용하고 있다.

ECOCERT 프랑스의 민간 인증기관 에코서트. 80여 개국에서 유기농 제품 및 스킨케어 제품의 인증을 진행하고 있다. 유럽 전 지역 2천여 명의 전문가들이 매년마다 인증 검사를 실시한다.

SOIL ASSOCIATION 영국토양협회는 영국 최고 권위의 민간 인증기관이다. 어업, 섬유, 건강식품, 화장품에 이르기까지 폭넓게 관리 · 감독한다.

BDIH 독일의 의약, 건강, 식품, 미용 기업 연합단체

AGRIOR 이스라엘 국제 유기농협회

CCOF 미국 캘리포니아 유기농 인증기관

COSMEBIO 프랑스의 자연 · 유기농 화장품 인증기관

IMO 스위스의 유기농 인증협회

episode · 4
피부 관리실 **경계경보**

피부가 얇고 주름살이 많은 캐리, 안면 홍조와 주근깨를 가진 미란다, 자외선에 의한 홍반과 색소 침착이 보이는 사만다와 비교한다면 샬롯은 네 명의 주인공 중 가장 아름다운 피부를 갖고 있다. 눈에 띄는 주름이나 잡티도 없고, 피부결이 곱고 매끄러우며, 수분과 유분의 밸런스가 잘 맞는 촉촉한 피부를 자랑한다. 하지만 늘 완벽할 수는 없다. 어느 날 아침 일어나 보니 커다란 뾰루지가 돋아나 있거나, 휴가를 다녀왔더니 얼굴이 벌겋게 달아오르고 없던 주름살이 생겼을 수도 있다. 문제가 생겼으니 해결책을 찾아야 한다.

많은 사람이 잊고 있는 사실이 있다. '문제가 있을 때는 치료를, 문제가 없을 때는 관리를' 받아야 한다는 점이다. 치료를 하는 곳은 병원, 관리를 하는 곳은 피부 관리실이다.

피부 관리실에서 피부를 망치는 사건이 종종 발생하는 원인 중 하나는, 피부에 문제가 생겼을 때 피부 관리실에서 '치료'를 받으려 하기 때문이다. 예를 들어 뾰루지가 생기면 자꾸만 피부에 뭔가를 해주려고 든다. 평소 게을리 했던 각질제거, 마사지, 팩을 하거나 아예 피부 관리실로 달려가 마사지를 받기도 한다. 뾰루지가 나 있는 예민한 피부를 문지르고 깎아내는데 괜찮을 리가 만무하다. 여드름을 잘못 건드려 염증이 심해지고 걷잡을 수 없게 되면 그

제야 피부과를 찾는다.

현행법상 피부 관리실에서 바늘, 주사, 칼, 기타 기구를 사용해 미용 시술을 하는 것은 전부 불법이다. 초음파, 스킨마스터, 각질제거기 등의 의료기기도 마찬가지다. '손으로 하는 것' 만이 유일하게 허용된다.

그러나 현실은 그렇지 못하다. 예를 들면 피부과에서는 뾰족한 팁에 강산을 묻혀 점을 빼는데, 관리실에서 이쑤시개 같은 도구로 점을 찌르다가 주변 피부까지 태우는 경우가 있다. 여드름 흉터가 있는 부위를 바늘로 콕콕 찌르면서 피부과에서 사용하는 롤러(수십 개의 바늘이 달린 롤러 모양의 기구)처럼 피부 재생에 효과가 있다고 말하는 관리실도 있다. 제대로 소독되지 않은 기구 때문에 염증이 생겨 피부과를 찾는 환자도 적지 않다.

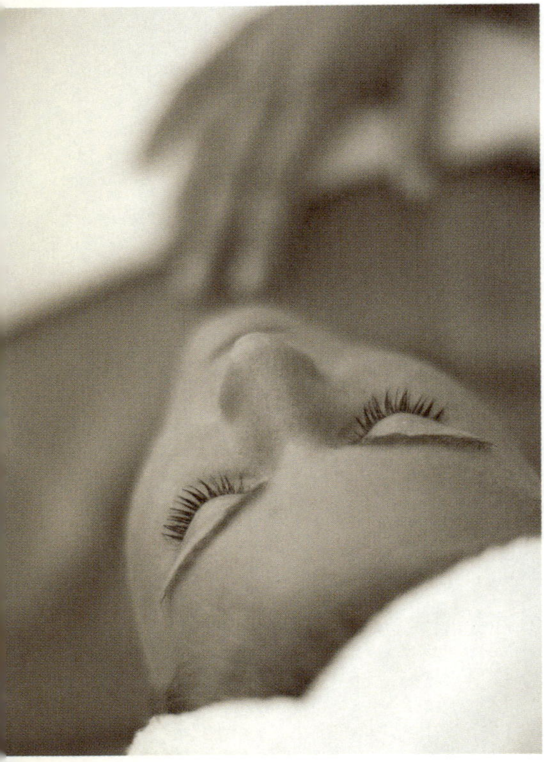

관리실에서 사용하거나 구매한 제품 때문에 접촉성 피부염이 생기는 예도 많다. 사실 피부 관리실에서 마사지 한 번 받는 데 드는 비용은 그리 비싸지 않다. 그러나 관리실에서 구매를 권유하는 화장품은 매우 고가인 경우가 많다. 대개가 이름을 알지 못하는 회사의 제품이다. 성분 표기도 제대로 되어 있지 않고, 수입 제품인지 우리나라에서 만든 건지도 알 수 없다. 이런 화장품을 사용했다가 가렵거나 여드름이 생겨 환불을 요청하면 '명현반응' 이라며 피부가 좋아지고 있다는 증거라고 대답하기도 한다.

사실과 다르다. 피부에 뭔가를 발랐는데 문제가 생기면 그것은 피부에 안 맞는다는 증거다. 우리는 화장품을 살 때 팔 안쪽이나 귀 뒤에 테스트를 해 보고 문제가 없는지 확인한 다음에야 구입을 결정하곤 한다. 피부과에서 여드름 치료를 받고 얼굴이 벌겋게 되는 경우가 있지만, 이는 치료를 위한 불가피한 자극 때문에 일시적으로 생기는 현상이다. 하루가 지나도 가라앉지 않는다면 뭔가 잘못된 것이다.

피부에 문제가 생겼다면 일단 피부과 전문의를 찾아 치료를 받자. 치료를 하여 문제가 해결되고 피부가 정상화된 후에 피부 관리실을 찾는 것이 현명하다.

epilogue

도시에서의 피부 관리 십계명

건강하고 아름다운 피부를 갖기 위해 꼭 지켜야 할 열 가지.

1 세안 피부에 맞는 세안제를 선택하여 매일 아침, 저녁 깨끗이 씻는다.

2 보습 수분은 피부 보호막이다. 피부에 맞는 모이스처라이저를 사용해 피부가 건조해지지 않도록 한다.

3 자외선 차단 자외선 차단제는 기초화장품이라고 생각한다.

4 물 가능한 한 자주 물을 마신다.

5 균형 잡힌 식사 모든 영양소를 고루 섭취하고, 특히 비타민과 무기질을 충분히 먹는다.

6 금주, 금연 값비싼 안티 에이징 화장품을 살 필요가 없다.

7 수면 잠은 최고의 피부 보약이다.

8 규칙적인 생활 밤 10시에서 새벽 2시 사이에는 반드시 수면을 취하고, 하루 세 끼 정해진 시간에 식사를 한다.

9 운동 몸이 건강하면 피부도 건강하다. 스트레스를 푸는 가장 좋은 방법이기도 하다.

10 스페셜 케어 가끔은 피부에 공을 들인다. 주 1~2회 각질을 제거하고, 젤 타입의 워시오프 팩이나 시트마스크로 수분을 공급해 준다.

self test

내 피부 나이는 몇 살?

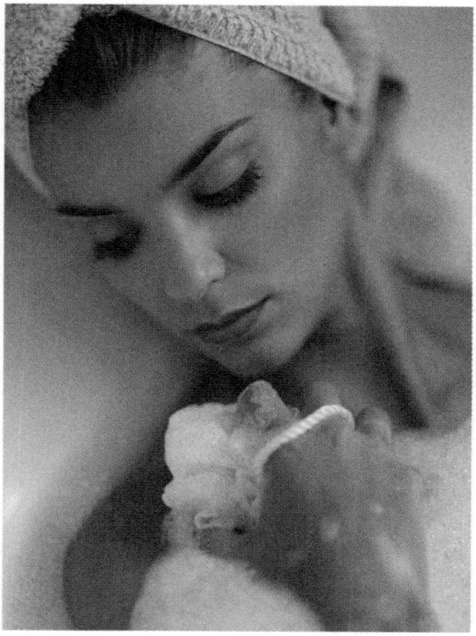

어느 정도 자가 진단이 가능하다. 잔주름이나 굵은 주름이 뚜렷해지고 있다면 노화가 꽤 진행됐다는 증거. 갈색의 잡티나 검버섯 같은 색소성 피부 질환의 크기나 숫자가 늘었는지 확인한다. 점이 늘고 목 부위에 돌기가 생겼는지도 살펴볼 것. 젊고 건강한 피부는 만졌을 때 부드럽고 촉촉한 느낌을 준다. 손가락으로 피부를 집었을 때 피부 두께가 두껍고, 당겼다 놓았을 때 바로 돌아간다면 아직은 괜찮다. 피부과에서는 수분 함량, 피부 산성도, 피지, 멜라닌 수치 등을 측정해 피부 나이를 가늠한다. 그러나 이 수치는 절대적인 기준은 아니다. 기미 · 주근깨, 주름의 개수와 깊이 등 객관적인 피부 조건 외에도 피부유형, 피부민감도, 생활습관까지 포괄한 전문의의 진단을 받아야 정확한 피부 나이를 알 수 있다.

생활습관으로 알아본 피부 나이 자가 측정법

※항목별로 해당란의 숫자의 합을 자신의 실제 나이에 더한다. (대한피부과의사회 자료)

	그렇다	아니다
식사를 거르지 않고 규칙적으로 한다.	−1	+1
하루 3~4시간 이상 햇빛에 노출된다.	+3	−1
외출할 때는 항상 자외선 차단제를 바른다.	−1	+2
날마다 화장을 한다.	+1	−1
하루 8시간 이상 잠을 잔다.	−1	+1
밤 10시~새벽 2시에는 수면을 취한다.	−2	0
일주일에 3일 이상 술을 마신다.	+2	−1
담배를 피운다.	+2	−1
일주일에 3회 이상 운동한다.	−1	0
물을 수시로 마신다.	−1	0
피곤해서 화장을 지우지 않고 잘 때도 있다.	+1	0
내 피부타입에 맞는 세안제를 사용한다.	−1	0
모이스처라이저를 챙겨 바른다.	−1	0
안티에이징 크림이나 비타민 C 제품을 바른다.	−2	0
피부에 문제가 생기면 일단 전문의를 찾는다.	−1	0

SKIN and the CITY

초판 1쇄 2008년 8월 12일

지은이 최현주
발행인 승영란
편집인 김태진
기획 이수정
마케팅 함송이
교정 · 교열 김해영
표지 · 본문 디자인 ALL Design(02-776-9862)

펴낸 곳 에디터
주소 서울 마포구 공덕동 105-29 정화빌딩 3층
전화 02-753-2700, 2778
팩스 02-753-2779
출력 · 인쇄 애드샵
등록 1991년 6월 18일 제1-1220호

값 7,000원
ISBN 978-89-92037-33-4 13590